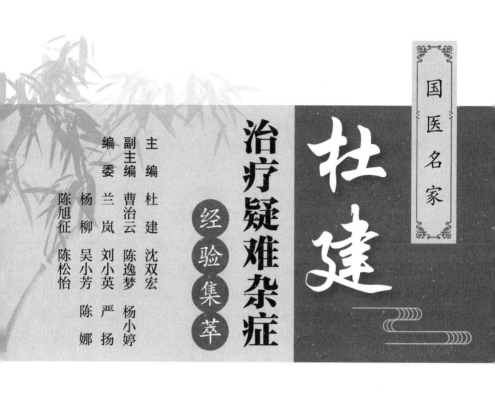

国医名家

杜建

治疗疑难杂症

经验集萃

主编　杜建　沈双宏
副主编　曹治云　陈逸梦　杨小婷
编委　兰岚　刘小英　严扬
　　　杨柳　吴小芳　陈娜
　　　陈旭征　陈松怡

中国中医药出版社
·北京·

图书在版编目（CIP）数据

国医名家杜建治疗疑难杂症经验集萃 / 杜建，沈双宏主编 . -- 北京：中国中医药出版社，2024.12

ISBN 978-7-5132-9042-5

Ⅰ . R249.7

中国国家版本馆 CIP 数据核字第 2024B5G013 号

中国中医药出版社出版

北京经济技术开发区科创十三街 31 号院二区 8 号楼

邮政编码　100176

传真　010-64405721

保定市中画美凯印刷有限公司印刷

各地新华书店经销

开本 880×1230　1/32　印张 8.5　字数 191 千字

2024 年 12 月第 1 版　2024 年 12 月第 1 次印刷

书号　ISBN 978 – 7 – 5132 – 9042 – 5

定价　48.00 元

网址　www.cptcm.com

服 务 热 线　010-64405510

购 书 热 线　010-89535836

维 权 打 假　010-64405753

微信服务号　zgzyycbs

微商城网址　https://kdt.im/LIdUGr

官 方 微 博　http://e.weibo.com/cptcm

天猫旗舰店网址　https://zgzyycbs.tmall.com

如有印装质量问题请与本社出版部联系（010-64405510）

编写说明

　　《国医名家杜建治疗疑难杂症经验集萃》介绍了全国名中医杜建教授治疗疑难杂症的学术思想及临证经验。全书由医家小传、医论医话和临床医案组成。

　　医家小传介绍了杜建教授从医经历。作为新中国培养的第一代中医师，杜建教授接受了传统中医药教育，在温病理论研究和临床实践中打下了坚实的基础。在基层工作中，杜建教授秉承明清温病学家经验，将温病理论运用于临床，辨证施治，取得很好的疗效。

　　医论医话介绍了杜建教授独具特色的老年病学术流派的形成；从温病学理论探讨心血管疾病、老年性痴呆的发病机理；从痰瘀虚毒认识老年病；应用补肾健脾、养血活血法治疗血管性痴呆；应用温病理论辨治消化道肿瘤，以扶正为主、清解为辅，创立"解毒消癥饮""扶正抑瘤方"和"扶正清解方"；肿瘤患者辨证施膳，药食并重，分期进行饮食指导的经验；攻补清疏之法治疗乳腺癌；从温病学理论认识阴阳平衡；六味地黄丸在老年病的应用等内容。

　　临床医案汇集了杜建教授近 15 年的疑难病典型医案，分为肺系病证、心系病证、脾胃系病证、肝胆系病证、脑系病证、气血津液病证、岩癌病证、肾系病证等，每个医案除完整记录其治疗、康复过程外，均在按语中分析杜建教授选方用药的独到经验。在部分典型医案后附上简便易行的膳食指导，这是本书的一大特色。

　　本书在医案收集整理过程中，杜建教授传承工作室成员及杜建教授的学生，付出了辛勤的劳动，在此一并致谢！

编者

2024.10

目　录

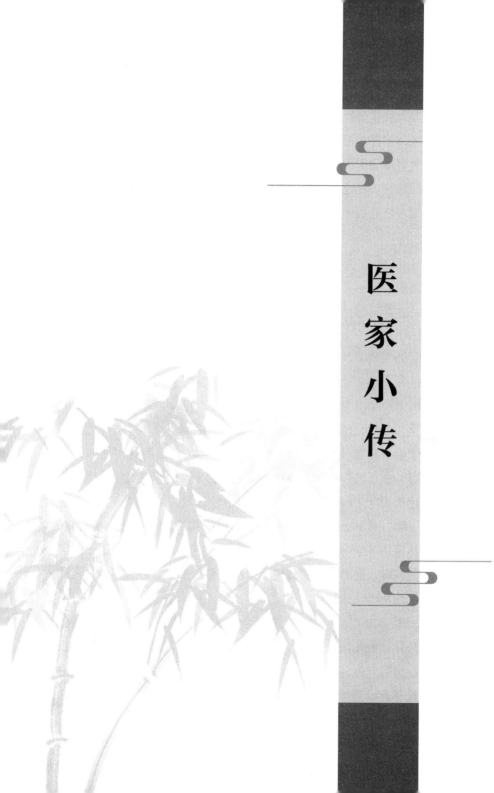

医家小传

杜建教授是新中国培养的第一代中医师。他接受了传统中医药教育，虽然身兼教学、科研及繁重的行政管理事务，但依然坚持临床诊疗工作，擅长老年性疾病、各科疑难杂症及肿瘤的诊治。杜建教授诊疗思路敏捷准确，处方用药灵活机变，成为百姓心目中的"救世良医"。

博极医源，勤于临床

杜建教授受家学渊源影响，自幼喜好中国传统文化。他出生于福州一个与医学相关的家庭，母亲是一名从事药物研究的医药工作者。自幼耳濡目染，使他对中医和古典文学产生了极大兴趣。他曾说："通过学习中国传统文化知识，就觉得中医是个非常好的东西，又可以看病又可以了解中国的古典文学。"聪明好学的他，于1959年考入刚刚成立1年的福建中医学院（现福建中医药大学）医疗系。在大学期间，他努力学习，成绩名列前茅。经过6年系统的专业医疗理论学习后，杜建教授于1965年以全优的成绩留校任教，承担温病学的教学工作。其间，他跟随福建名老中医朱梅兰、严守正、周石卿、林可华等学习，为日后的温病理论研究和临床实践打下了坚实的基础。同时，杜建教授承担临床带教工作，后在福建省人民医院从事临床工作。

1970年，杜建教授被下放到福建省邵武金坑公社。金坑公社地处偏僻，交通极为不便。在这样艰苦的条件下，杜建教授没有气馁和退却，除了指导生产外，杜建教授还想尽办法寻找草药给当地群众治病，并积极指导当地的赤脚医生利用山区的资源优势挖掘采摘草药，治病救人。在杜建教授来到邵武金坑公社的第一个冬天，遇到一个被打翻的火笼烧伤面部和口腔的孩子。当时这个孩子因为口腔疼痛，6天没有进食，只能喝一点糖水，饿得奄奄一息。由于山区没有输液设备，杜建教授灵机一动，让其家人到几十里外的药店买了一种叫"冰硼散"的中成药放在孩子的口腔。凉凉的冰硼散使孩子觉得口腔不痛了，能喝冷稀饭。就这样，孩子被救活了。小山村一下子炸开了锅：来了个大学生医生，把快死的人救活啦！对于杜建教授而言，除了因当地村民的信任而感到欣慰以外，更有对中医学的骄傲，他当时由衷地感到"中药真行"，从而进一步坚定了学好中医、用好中医、用中医药为百姓服务的信念。此后，杜建教授矢志不渝数十年如一日地坚持用中医思维方法和手段治疗疾病，并在此基础上有所发挥，取得了丰硕成果。

1972～1980年，杜建教授到当时的邵武县医院，先后在内科、小儿科、传染病科和急诊科等一线临床科室工作。在基层医院工作中，杜建教授遇到很多以发热为主症的患者。经过仔细观察，杜建教授发现发热患者具有热象偏重、易化燥伤阴的特点，属于温病的外感热病，于是便潜心研究叶天士的《温热论》，并将所学知识运用于临床，辨证施治，取得很好的疗效。

20世纪70年代初，福建省乙脑肆虐，患儿多见高热、抽搐、昏迷，除一般支持疗法和降压治疗外，杜建教授秉承明清时期温病学家的经验，大胆采用以清瘟败毒饮为主方的中药进行鼻饲治疗，使患儿的体温降至正常，救活不少人，在当地一时传为美谈。在冬春季节，小儿支气管肺炎极为常见，杜建教授在经方麻杏石甘汤的基础上，结合病因病机，调整方剂为大金连麻杏石甘汤（大青叶、金银花、连翘、麻黄、杏仁、石膏、甘草），有明显的治疗效果。"小儿秋泻"甚为多见，用野麻草、马齿苋合四君子汤内服，可药到病除。治急性黄疸型肝炎，应用白毛藤、田基黄合茵陈蒿汤，1周左右可退黄，半个月左右则肝功能恢复正常。良好的疗效，让杜建教授对温热病有了更为直观、现实的理解，对温病的研究产生了极大的兴趣。在50多年的临床实践中，杜建教授用方精当，尤其是温病方剂，常临证加减化裁，功效显著。2019年底，新冠肺炎疫情席卷全国，杜建教授作为专家多次远程指导应用中医药治疗。同时他通过微信密切关注驰援武汉的学生，通过视频交流患者病情，制定治疗方案，指导临床用药，在抗击疫情过程中展现了一名中医人的使命和担当。

博采众长，拓展温病

1980年，杜建教授调回福建中医学院，承担温病学的教学及临床带教工作，后期在福建省第二人民医院出诊。从理论到临床实践，杜建教授对《伤寒论》《温疫论》《温热论》《医原》和《温病条辨》等中医名著有了更为透彻、更深层次的理解。1984年，杜建教授与林可华等编写了《叶天士〈外感温热篇〉浅释》一书。本书对《外感温热篇》原文逐条进行了校勘，对条文的含义进行了通俗易懂的解释，还收集了历代医家的注说，结合自己的学术见解和临床经验展开评析，明晰医理，对后学者有提纲挈领的作用。

经过长期的临床实践，博采众长，杜建教授把以温病为主的学术思想拓展应用在内科疾病的诊治，将温病发展过程中出现"热、毒、痰、瘀、虚"的基本思路应用于老年病，并结合老年期生理病理的变化对上述病因病理特点的内涵加以引申拓展，形成了独具特色的老年病流派理论。

杜建教授应用现代医学研究的方法，开展温病学理论的实验研究；从微观病理生理变化入手，探讨温病急性热瘀证的病理实质，丰富了温病热瘀证的理论；从《临证指南医案》中的辨证、立法、处方、用法中汲取精髓，为临床辨证治疗打开了思路。

在治疗血管性痴呆方面，杜建教授提出"血管性痴呆患者多虚多瘀，以肾虚血瘀为常见证型"的理论，制定了"补肾健脾、养血活血"的血管性痴呆治疗法则。所组织创制的中药复方"康欣胶囊"获得药品生产批号（国药准字 B20020032）。经临床应用，康欣胶囊能减轻血管性痴呆患者的病情，延缓病程发展，提高生存质量，减轻家庭的护理负担，收到良好的社会效益。2009 年，该药获得福建省科技进步一等奖和中国中西医结合学会科技进步一等奖。

杜建教授运用温病学的理、法、方、药指导临床，辅助辨治恶性肿瘤取得了显著的成绩。他认为在温病的各个发展阶段，"热象"与"伤阴"往往同时并存，特别在温病的后期，阴伤的表现尤为突出。温病临床表现的又一特点是易内陷生变，若病邪较盛，正气不支，邪可内陷而发生各种变证、危证。恶性肿瘤在发展过程中可出现瘀毒内蕴而耗伤阴液，其发生发展及转归、邪毒的传变，与温病学说的论述颇有相似之处。肿瘤发病为内虚而邪毒留著，其发展经历了邪正相争、肿瘤毒盛而蔓延。在肿瘤进展期邪盛毒深之际，火毒炽盛、内热伤阴尤其突出，治则不离清热解毒、益气养阴。温病病程中易伤津耗液，温病瘥后虽然邪热已除，但机体多未恢复正常，需要进一步调理。肿瘤手术、放化疗后，邪虽去除或者暂时消退，但是正气亏耗，阴液大伤，如不注意"瘥后"恢复期的调护，会"复发再燃"，使病情反复或变生他病。

依据肿瘤治疗的不同时期，杜建教授创立三方：①解毒消癥饮：手术前患者毒邪久留体内，居于经络脏腑，清热解毒中药可抑制体内毒邪的滋生及蔓延。②扶正抑瘤方：手术后及放化疗过程中，治以补气养阴，则增强免疫功能，消除放化疗毒副作用。③扶正清解方：攻补兼施，作为消化道肿瘤患者放化疗结束后的长期辅助用药。此三方在临床上延缓了肿瘤患者病程发展，提高生存率，收到良好的社会效益。相关组方获得了国家专利（专利号 ZL201010130786.0），已制成院内制剂，在临床应用。该成果获得 2014 年中国中西医结合学会科技进步二等奖。

根据温病瘥后防复发的理论，杜建教授从营养调理、导引养生和芳香疗法的角度指导老年病及肿瘤患者，取得极佳的临床效果。杜建教授在福建中医药大学国医堂创立中医（特需）营养门诊，使更多的患者受益。

高效管理，运筹帷幄

杜建教授除了在中医药研究和临床诊治上取得累累硕果之

外，在管理和发展中医药院校方面也做出努力。1983 年，杜建教授被任命为福建中医学院副院长，1987 年被任命为院长，在任达 21 年。

福建中医学院也正是在他任职期间，经过全校领导和师生的共同努力，从一棵小小的树苗发展成为一棵枝繁叶茂的参天大树。当问及作为一名高等院校管理者的感觉时，几乎经历了我国恢复高考后高等院校发展各个阶段和福建中医药大学三个转变阶段的他，一声长叹后，说道："中医院长不好当。"

1972 年，福建中医学院也开始复办。之后，借着改革开放的春风，学校的发展逐渐顺利，很多用人单位抢着要毕业生，学生基本分配到区以上的医院。

然而，在 20 世纪 90 年代末期，中医药院校毕业生的分配进入了最困难时期。审时度势的杜建教授，在 20 世纪 90 年代中期就已经预见了这段困难时期，决定改变学校定位，不能只盯住中医中药，必须以中医药为基础实现多学科协调发展，兴办了中西医结合、心理学、药物制剂、美容等专业。21 世纪初，福州大学城开始兴建，杜建教授抓住机遇，将学校入驻大学城。学校开始欣欣向荣地发展。

2005 年，杜建教授一手创建了占地面积约 2500 平方米的全国首家福建中西医结合研究院，此举更是顺应中西医结合发展的历史潮流，为中西医结合的快速发展打下基础。研究院聘请中国科学院院士、中国中医科学院陈可冀研究员任院长，主要围绕重大疾病进行中西医结合基础与临床研究，是一个多学科交叉、中西医结合的研究平台，设有基础研究基地、临床研究基地和信息研究基地，努力实现"一流的大学，要有一流的学科；一流的学科，需要有一流的大师；一流的大师，方能培养一流的人才"。

"老骥伏枥，志在千里"。杜建教授的学术思想、临床经验是广泛、多方面的。作为一名医学专家，他给人们留下的不只是医术的辉煌与成就，更多的是认真求索、传承创新的精神！

医论医话

"福建杜建老年病学术流派"的形成

　　杜建教授跟随福建名老中医朱梅兰、严守正、周石卿、林可华等学习，博采众长，将老师们以温病为主的学术思想拓展应用，形成了独具特色的老年病学术流派，成为第一代流派传承人。

　　福建省名老中医朱梅兰曾是福建中医学院内科教研室主任，其从事温病研究，中医理论精湛，临床经验丰富，发表著作《温病条辨方歌括》。福建省名老中医严守正曾是福建省人民医院大内科主任，其医术精湛，在长期的中医临床诊断、治疗中积累了丰富经验，对各种疑难杂症有独到的见解。他的医案和验方经福建省人民医院整理，在 1979 年汇编成"医案医话"，深受广大中医爱好者的欢迎。福建伤寒大家周石卿，出生于中医世家，曾任福建中医学院伤寒教研室主任。其涉足医林 60 余年，除诊治、教学外，著述颇丰，成书出版的有《伤寒论》《热病学》《伤寒百题解》《伤寒论笔记》《南方医话》《八闽医话》等，计 100 多万字，在医学期刊发表学术论文 70 余篇。其事迹被载入《当代名老中医》《中国医学家荟萃》。林可华教授任教于福建中医学院温病学教研室，是福建省的温病大家，在全国亦有一定的知名度。其著有《温病教学一得》《温热病学》，与杜建教授合著《叶天士〈外感温热篇〉浅释》等。从"卫气营血实质研究"到1990年在全国率先开展温病学实验课，再到杜建教授倡导的"理论－实验－临床"三位一体教学模式，福建中医药大学的温病学教学在全国有了一定的知名度。

随着我国人口老龄化，老年病患者日益增多，杜建教授在传承诸位老师学术思想与临床经验的基础上，经过50余年的临床实践，形成独特的老年病诊疗理论，培养了一批中青年骨干，他们先后发表了学术论文300余篇，产生了广泛影响。杜建教授培养了熊尚全、华碧春、蔡晶、魏开建、沈双宏、曹治云等师承弟子及硕士、博士研究生60余名，已遍布海内外，为中医药事业的发展贡献力量，成为第二代流派传承人。熊尚全于1990年师从杜建教授，从事心血管疾病的临床与研究工作，为第三批全国优秀中医临床人才。福建省人民医院心血管科是国家中医药管理局重点专科，熊尚全是学科带头人。魏开建是福建省第二人民医院主任医师，第四批全国老中医药专家杜建教授学术经验继承工作学术继承人，从事老年肿瘤、消化道肿瘤的临床与研究工作。蔡晶是福建中医药大学教授，从事老年心脑血管病的临床与研究工作。沈双宏是福建中医药大学副教授，第四批全国老中医药专家杜建教授学术经验继承工作学术继承人，"杜建全国名中医传承工作室"负责人，从事老年心脑血管病的临床与研究工作。

俞白帆、陈松怡、兰岚、杨小婷、陈逸梦、刘小英、卓桂锋、陈丽丽、杨寓宁、丁灵、鲁琴、陈虹、冯海兰等，作为第三代流派传承人。他们现已在临床工作，应用本流派的学术思想与经验诊疗疾病（图1）。

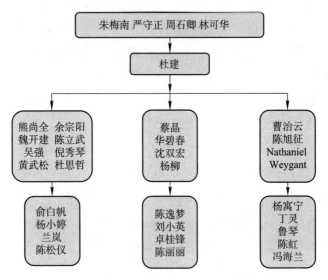

图1　福建杜建老年病学术流派传承脉络图

从痰瘀虚毒认识老年病

　　杜建教授将温病学中的理、法、方、药应用于老年病临床，并结合老年期生理病理特点，形成了独具特色的"痰、瘀、虚、毒"是老年病总病机的观点。老年人脏腑功能减退，正气虚损，代谢出现障碍，血运不畅，易多痰多瘀，常常痰浊与瘀血相兼为患，甚至毒素堆积留滞。"痰、瘀、虚、毒"是老年病不可忽视的病理因素。因此，老年病常以补虚（健脾、补肾、益气）、化痰祛瘀为主要治则。

一、老年病多虚

　　老年人正气不足是"虚"的本质基础。《素问·上古天真论》指出：人体的生长、发育、衰老与肾的关系极为密切，认为衰老与否、衰老的速度、寿命的长短很大程度上取决于肾气的强弱。肾中精气主宰人生，肾为先天之本，肾中精气是构成人体的基本物质，与人体生命过程有着密切的关系。《素问·上古天真论》云："肾脏衰，形体皆极。"虞抟《医学正传》云："肾元盛则寿延，肾元衰则寿夭。"

　　人的脏腑、经络是一个有机整体，肾与其他脏腑紧密联系，肾阳的温煦、肾阴之化生是各脏腑、经络生理功能与血液化生、循环，津液输布的重要保证。人到老年，肾中精气渐衰，精不足则化气无源，无力温煦、激发、推动脏气；精不化血或阴血不充，可致阴亏血少，诸脏、四肢、百骸失其濡养，三焦气化不利，气机升降失常，造成多脏器功能损害，气血阴阳亏损。五脏之伤，穷必及肾，肾经虚则五脏六腑衰极。因此，肾衰是致病之本，是老年人多脏虚损的重要因素。

这一观点在科学研究中得到证实，老年病的脏腑辨证中，属肾虚者可高达80.4%。调查自然人群中属中医虚证者发现，肾虚者的患病率排在首位。不仅如此，老年人肾精逐渐衰竭，真气逐渐耗散，五脏日益虚弱，各种虚损性疾病蜂至。气机停滞，则升降失司在所难免。如若再受外邪侵袭、精神刺激、饮食不当、劳累过度等，则会使脏腑功能衰退加快，气血阴阳失调，从而出现因虚致实、虚实夹杂等一系列病理表现，导致脏腑、组织、器官功能活动异常，耗伤机体的正气，加速机体的老化。临床上常见的冠心病、高血压病、高脂血症、老年性痴呆等疾病，都有肾虚证存在，肾阴阳的虚损或失调有时可使病情发生大的起伏，甚至酿成危重症情，威胁生命。

二、老年病易受毒邪侵犯

"毒"的概念在温病学中的运用极为广泛，近年来"毒"的概念被引用到老年医学，认为人体衰老与邪毒侵袭有直接关系。早期中医学"毒"的概念比较局限，随着实践的不断深入，"毒"的概念也在不断扩展。从《黄帝内经》的"毒气""热毒""寒毒""湿毒""燥毒"，到后来的"邪毒""毒邪"，以及按八纲命名的"阴毒""阳毒""表毒""里毒""寒毒""热毒""实毒"，按部位命名的"脏腑毒""筋骨毒""血脉毒"，按性质、特点命名的"疫毒""病毒""痰毒""瘀毒""浊毒""疫疠毒"，到现在出现的"心毒""肾毒""肝毒"，以及解释化学物质、农药残留、食物水源污染的"环境毒"等。人体的衰老、功能丧失是这些各种各样的外来邪毒侵袭五脏六腑、气血经脉所致。毒邪致病，既包括外感六淫、秽浊之毒，也包括因脏腑功能和气血运行失常导致生理或病理产物不能及时排出，蓄积体内而化生的内生毒邪。现代医学研究表明，随着衰老的进程，体内微循环失畅，机体细胞的内环境发生变化，氧自由基增多，钙粒子超载，肿瘤坏死因子、细胞表面黏附分子、兴奋性氨基酸等过度释放，蛋白质变性，发生胶原蛋白交联，不可降解，成为器官组织中影响功能活动的"坏分子"。这些物质均可归属于中医学的"毒邪"。

三、老年病多痰、多瘀

痰的形成与肺、脾、肾、肝等脏腑有着密切的联系。肺主宣发肃降，通调水道；脾胃主运化水湿，为后天之本；肾主气化，为水脏，以蒸化水液；肝主疏泄，宜升发条达。老年人因脏腑亏虚，肺卫不固，易感外邪；或久患肺疾，或吸烟成瘾，肺气亏虚，宣降失常，则津停为痰。脾胃受纳五谷杂粮、寒热五味，易受损伤，以致水湿不运，聚为痰湿。"脾为生痰之源，肺为贮痰之器"，即是此义。肾气亏虚，天癸不至，气化无力，水液不得正常蒸化，亦生痰饮。生活繁杂，忧思悲恐，情绪郁结，疏泄失职，则津液蕴为痰湿。《医贯·痰论》云："肾虚不能制水，则水不归源，如水逆行，洪水泛滥而为痰，是无火者也……阴虚火动，则水沸腾……水随波涌而为痰，是有火者也。"痰饮可随气机的升降运行流注全身，故有"百病多由痰作祟"之说。

瘀血的形成与心、肝、脾及肺等密切相关。心主血脉；肺主宗气而朝百脉；脾主统血，运化水谷以生气血；肝主疏泄而藏血。心气虚或肺气虚，无力帅血运行，则血行不畅，血瘀脉中；脾虚不能统血，肝虚不能藏血，则血溢脉外，亦生瘀血。肝气郁结则气滞血瘀；寒客血脉则血凝不畅；热入营血，迫血妄行，或血热搏结，均可形成瘀血。老年患者，或年迈体虚，不耐劳作，损伤正气；或性喜安逸，气血流动缓慢；或忧思恼怒，情绪郁结；或久病入络，形成瘀血者为多。因此，老年患者形成瘀血内阻的主要原因有以下几种：①气虚血瘀。②气滞血瘀。③肾虚血瘀。正如王清任所说："元气既虚，必不能达于血管，血管无气，必停留而瘀。"瘀血产生之后，气血运行更加受阻，一方面脏腑得不到正常濡养，出现脏腑虚衰，精气神亏耗，气化功能一旦受损，脏腑的生理功能则无法正常发挥；另一方面，由于代谢产物不能排泄，堆积体内，毒害机体，从而加重气血失衡，形成恶性循环，最后导致脏腑功能衰老直至死亡。

痰、瘀在老年病的发生发展过程中存在相兼为患的病理关系。痰、瘀均为疾病发生过程中脏腑失调的病理产物。痰饮积久，阻碍气机升降，气血运行不畅，则成瘀血；瘀积日久，津液不行，聚而为痰。唐容川《血证论》曰："须知痰水之壅，由于瘀血使然，但去瘀血，则痰水自消。"老年人由于生理特点、生活方式，以及慢性、多病关联的发病特性，常常易形成多痰、多瘀、痰瘀互结的病理过程。痰瘀日久，则痰瘀互结，使疾病缠绵顽固，治疗难以取效。现代医学已证实，老年人多发生高脂血症、高黏血症，也与此相互印证。

由此可见，老年病的总病机为虚、痰、瘀、毒互为因果，属于本虚标实证。临床辨证论治一般分为虚实两大类，虚为肝肾阴虚、脾肾不足、髓海不足；实为痰浊阻闭、瘀血内阻、毒损脑络。

从温病学理论探讨心血管疾病发病机理

　　杜建教授认为，动脉粥样硬化病变部位主要在血脉。气血的运行以经络血脉为通道，津液黏稠，为痰为饮，积久渗入脉中，血为之浊。中老年人脾胃运化功能减弱，输化失常，则有一部分水谷精微易化生为浊脂，进入血液而使血脂升高。

　　浊脂越积越多，不得清化而变为血中之痰浊，痰浊留滞于血脉，则形成痰瘀交结证。情绪紧张或暴怒伤肝，造成肝失条达之性，又无疏泄升发之力，也可致肝气郁结，精津转枢失常，为脂为膏，膏脂滞于血脉而发心血管疾病。中年以后，若肾阳虚，则水不生土，衍生痰浊；若肾阴虚，更可化火生热，炼液为痰，痰浊壅塞脉道，血滞成瘀，痰瘀互结，著于血脉，胶结凝聚。此外，近年的大量研究表明，感染、炎症与动脉粥样硬化的发生、发展也有一定的相关性。感染、炎症在一定程度上反映了毒邪的病理变化，印证了毒邪与动脉粥样硬化有一定的相关性。动脉粥样硬化多见于中老年人，是机体脏腑功能失调所致，尤其与心、脾、肝、肾的关系较密切，为本虚标实之证，与痰、瘀、虚、毒邪有关。

　　代谢综合征是心血管疾病的高危因素，归属于心血管疾病的前期疾病。代谢综合征表现为"糖毒性""脂毒性"等糖脂代谢紊乱。血糖、血脂本为人体的水谷精气，正常代谢应为"变化而赤是为血"。代谢失常则"清浊相干"，转为痰、瘀、火、热等留滞于血分而成为毒邪。因此，毒邪致病贯穿代谢综合征发病的始终。中医学认为，津血同源于水谷精气，毒邪侵犯机体，导致脏腑尤其是肝、脾、肾功能失调，津液输布失常，津液凝聚成痰浊，或因毒邪煎熬津液，炼液成痰。毒壅气机，血脉凝涩；热毒损害脏腑，血液运行障碍成瘀；毒邪煎熬血液成瘀，即毒能生痰、生瘀。同时痰瘀蕴结不解，久郁化毒，形成痰、瘀、热毒相互交结的病理状态。毒邪内蕴而使机体处于慢性中毒状态，增加代谢综合征的迁延性、疑难性和急骤性。而机体的慢性低度炎症状态及其诱发的胰岛素抵抗，糖毒性、脂毒性就成为"毒邪"致病的物质基础。因此，代谢综合征中医辨证分型主要有脾虚痰湿证、肝胃郁热证、瘀热互结证、阴虚燥热证、气阴两虚证、阴阳两虚证。

从温病学理论探讨
老年性痴呆发病机理

老年性痴呆的西医治疗方法效果欠佳,中医学将本病归属于"文痴""善忘""郁证""癫证"等病证范畴。其病位在脑,但与脾胃功能失调关系极为密切。脾胃为后天之本,气血生化之源,生命的各项内在功能和外在表现均以脾胃化生的气血为基础。脾胃健旺则能化生气血,填补肾精,充溢髓海。同时,气血旺盛为脑细胞的生理活动提供了充分的氧和能量。若年老脾胃功能虚弱,机体的平衡被破坏,导致气血生成及运行失常,无法正常敷布、灌注,形成内生的病理产物,如痰浊、瘀血等。内生病理产物蕴积体内不能及时排出,日久必化热而形成"浊毒",致脑窍壅塞,神机失调而发生痴呆。"久病入络",老年性痴呆多表现为脾胃亏虚,久病致热毒损伤络脉。从脏腑功能渐衰,精、气、神受损方面来认识,虚是老年性痴呆的病理实质。

《灵枢·海论》云:"髓海不足,脑转耳鸣,胫酸眩晕,目无所视,懈怠安卧。"精血亏虚,髓海渐空,瘀血阻滞脑络,脑气不能与脏气相接,或为痰浊阻络,清窍被蒙,或为痰瘀互阻,脑力受损。老年人肾气已虚,影响血液的正常运行。肾虚元气不足，无力推动血行，致气虚血瘀；肾阳不足，无以温养血脉，常使血瘀而凝；肾阴不足，虚火炼液，亦致血稠而滞；肾精不足，水不涵木，经脉失养，血管硬化，也可使血脉不通。正如王清任所说："元气既虚，必不能达血管，血管无力，必停留而瘀。"瘀血产生后，气血的运行更加受阻，一方面脏腑得不到正常濡养，出现脏腑虚衰，精气神亏耗，气化功能一旦受损，则脏腑无法发挥正常功能；另一方面，代谢产物不能排泄，堆积体内，毒害机体，从而加重气血失衡，形成恶性循环，最后脏腑功能衰竭乃至死亡。因虚致瘀，或因郁致瘀，或因内外邪毒阻闭致瘀，瘀积之症，老年人特别多见，且极难化解，如高血压病、动脉粥样硬化、冠心病、肺心病、肝肾疾患等，都有明显的瘀积征兆，预防和治疗离不开通脉化瘀之法。可见，老年性痴呆的总病机为虚、痰、瘀互为因果，属于本虚标实证。临床辨证论治一般分为虚实两大类，虚为髓海不足、肝肾阴虚、脾肾不足；实为痰浊阻窍、瘀血内阻。

补肾健脾、养血活血法治疗血管性痴呆

　　杜建教授治疗血管性痴呆患者善用补虚祛实之药。"肾主骨生髓，通于脑""脑为髓所聚""脑为元神之府"，脑之神明依赖髓之荣养。肾衰，生髓不足，继之髓海空虚，脑失充润，神明呆滞而痴呆始生。杜建教授认为，血管性痴呆属本虚标实之病证，本虚即脾肾亏虚，脑髓失养，标实为痰浊阻窍和瘀血内阻。针对脾肾不足，杜建教授强调应重视补益脾肾。他认为脾为后天之本，气血生化之源；肾为先天之本，寓元阴元阳，具有生精化髓功能。健脾补肾则先后天俱强，神明得养。而在临床上，血管性痴呆患者往往有痰凝、瘀阻等邪实的表现，因此可随症佐以祛湿化痰、活血化瘀之品，使痰去瘀化而毒解。总之，补中有通，标本兼治，补益脾肾，益智健脑，活血开窍，使脑海回复"纯者灵"的状态。由此，杜建教授提出了血管性痴呆患者多虚多瘀，以肾虚血瘀为常见证型的理论，主张治以补肾健脾、养血活血之法，创制了"康欣胶囊"。

　　康欣胶囊由淫羊藿、女贞子、菟丝子、枸杞子、何首乌、黄精、黄芪、当归、丹参、酸枣仁、山楂、菊花、地骨皮组成。其中淫羊藿、女贞子为君药。淫羊藿温肾壮阳，女贞子滋养肾阴，取阴阳双补之意。菟丝子、枸杞子、何首乌、黄精补肾填精以补先天；黄芪健脾益气，补后天以养先天，脾肾双补，共为臣药。当归养血活血，既去瘀血，又使诸补益药滋而不腻；丹参活血化瘀、养血安神，共为佐药。酸枣仁宁心安神，入心经；山楂健脾益气，与黄芪配伍则增后天补益之效；菊花平肝清目；地骨皮清热，制约药物的温燥之性，共为使药。诸药配合，补中有通，标本兼治，共奏补益脾肾、益智健脑、活血开窍之功。

康欣胶囊适用于肾虚血瘀之血管性痴呆，以及他病肾虚血瘀、元神失养证。症见呆傻愚笨，智能低下，善忘，轻者神情淡漠，寡言少语，反应迟钝，善忘，重则终日不语，或闭门独居，或口中喃喃，言辞颠倒，行为失常，忽笑忽哭，或不欲食，数日不知饥饿等，或伴有口涎外溢，失认失算，口齿含糊，词不达意，或伴腰膝酸软，肌肉萎缩，鸡鸣泄泻，或伴肌肤甲错，双目晦暗，舌质淡，舌体胖大，苔白，脉沉细弦，或舌质暗，或有瘀点瘀斑，脉细涩。

临床加减化裁：若伴有腰膝酸软、头晕耳鸣、舌红苔少、脉细弦等属肝肾阴虚者，加山茱萸、生地黄等滋补肝肾之品。若伴有食少纳呆、头晕时作、头重如裹、时吐痰涎、舌苔厚腻等属脾虚痰盛者，酌减滋肾之品，加陈皮、半夏、薏苡仁等健脾化痰祛湿之品。若伴有表情呆钝、哭笑无常、喃喃自语或终日无语、呆若木鸡、口多涎沫、脘腹胀满、舌淡苔白腻等属痰浊蒙窍者，可加用菖蒲郁金汤或涤痰汤。若伴言语不利、肌肤甲错、口干不欲饮、舌质暗或有瘀点瘀斑、脉涩等瘀血表现明显者，可加用川芎、三七、赤芍、桃仁、红花等活血化瘀之品。

　　临床研究表明，补肾健脾、养血活血法治疗血管性痴呆患者，对性激素失衡有调节作用。康欣胶囊能显著降低血管性痴呆患者血浆同型半胱氨酸（HCY）、β-淀粉样蛋白（β-Ap）水平，提高简易智力状态检查量表（MMSE）评分，降低日常生活活动能力（ADL）评分，改善中医证候，减轻血管性痴呆患者病情，延缓病程的发展，提高患者的生存质量。

　　康欣胶囊及其拆方的动物模型相关研究证明，康欣胶囊可提高肾虚血瘀型血管性痴呆模型大鼠的乙酰胆碱含量，对神经细胞具有保护作用，可提高血管性痴呆模型大鼠的皮质顶叶、海马 CA1 区神经生长因子（NGF）的表达，保护突触形态和数量，从而保护缺血损伤后神经系统的功能。

　　康欣胶囊获得授权国家发明专利和药品生产批号（国药准字 B20020032），并于 2009 年获得福建省科技进步一等奖和中国中西医结合学会科技进步一等奖。

从温病理论辨治消化道肿瘤

一、从温病理论认识肿瘤的病因病机

肿瘤是一类病因复杂，可以在人体大多数系统、部位发病的严重疾病，症状变化多端，表现不一。根据病情演变和临床表现，杜建教授认为肿瘤的发病总体上与痰、瘀、毒、虚和热有关：①痰湿凝聚：肿瘤患者可以出现痰湿凝聚的证候，如胸闷、身体困重、呕吐痰涎、咳嗽痰多、肿块经久不消、舌苔滑腻、脉濡等。②瘀血阻滞：如果某些原因使血液运行不畅，阻滞经脉，或者溢出经脉之外，瘀积在脏腑器官中，形成瘀血，日久不散，就可能生成肿瘤。③热毒内蕴：临床上不少肿瘤患者有热郁火毒的证候，主要发生在伴发肿瘤周围炎症，或伴发全身感染时。晚期肿瘤患者由于肿瘤组织坏死，其组织分解产物被机体吸收，也可见热郁火毒的证候。④正气亏虚：恶性肿瘤属于慢性消耗性疾病，痰、瘀、湿、毒郁久化热，耗伤阴液。大多数肿瘤特别是晚期肿瘤患者，都存在不同程度的气阴亏虚表现。

二、从温病养阴理论确立消化道肿瘤的治法

在消化道肿瘤的治疗方面，杜建教授在继承温病学派重要

思想的同时，非常注重应用现代理论解读温病理论，指导消化道肿瘤的辅助治疗。通过中医辨证，在扶正祛邪、益气养阴的同时，配伍清热解毒、活血化瘀、健脾化痰等中药，抓住治疗时机，通过调节患者的细胞免疫功能，诱导肿瘤凋亡，抑制或杀伤肿瘤细胞。杜建教授认为，温病是由温邪引起的热象偏盛、易化燥伤阴的一类急性外感热病。在温病的各个发展阶段，"热象"与"伤阴"往往并存，特别是在温病的后期，阴伤的表现尤为突出。温病临床表现的又一特点是易内陷生变，若病邪较盛，正气不支，邪可内陷而发生各种变证、危证。消化道肿瘤在发展过程中可出现瘀毒内蕴而耗伤阴液，其发生发展及转归、邪毒的传变，与温病颇有相似之处。消化道肿瘤的发病为内虚而邪毒留著，其发展经历了邪正相争、肿瘤毒盛而蔓延。在消化道肿瘤进展期邪盛毒深之际，火毒炽盛、内热伤阴尤其突出，治则不离清热解毒、益气养阴。

肿瘤在生长过程中，癌瘤浸润、压迫和破坏相邻组织、器官，造成腔道狭窄或梗阻，局部出血、水肿或坏死，相应器官功能障碍或丧失，出现感染发热、疼痛、出血等肿瘤急症，对机体造成极大的危害，如未及时处理，可能迅速致死。

手术、放射和化学药物是现代医学治疗癌症的三大支柱。但是消化道肿瘤患者体质本虚，手术会加重患者的正气虚损。化疗药物显著的毒副反应（骨髓抑制、胃肠道反应等）进一步损伤人体的免疫、造血及消化系统，加重患者的虚损，出现气阴两虚证候。放射线属"火邪""热毒"，放射治疗的过程，初期即火邪经肌肤入侵人体，放射剂量较大时，放射野可出现放射性皮炎，出现皮肤红肿灼痛，甚则糜烂，治宜清热解毒、清气透营；后期经过多次照射，热毒内蕴，灼伤津液，呈现阴虚火旺之象，治宜滋肾育阴、清营凉血。

《温疫论》中就明确指出：温疫病后，由于种种原因，可出现劳复、食复、自复等，并提出了调治方法。如"疫邪已退，脉证俱平，但元气未复，或因梳洗沐浴，或因多言妄动，遂至发热，前证复起"，谓之劳复。"治法轻则静养可复，重则宜补气血"。肿瘤手术、放化疗后，或邪去正虚，或余邪未尽，深伏于内，都存在阴液虚损，脏腑失养。如放化疗对骨髓造血细胞的毒害表现为骨髓抑制，出现血白细胞、血小板计数减少，严重时出现血红蛋白降低，表现为消瘦、少气乏力、头昏、盗汗、自汗等症状，对胃肠道黏膜上皮细胞的损害可出现食欲减退、恶心、呕吐、腹痛、腹泻或便秘等症状；皮肤黏膜毒性可引起皮肤干燥、皮疹、色素沉着、皮硬、口腔黏膜溃疡、口干舌燥、脱发等症状。治疗上宜滋养阴液，补益脾胃之阴，增液润肠。

养阴生津是温病基本治疗大法，温病有"存得一分津液，便有一分生机"之说。以养阴生津中药治疗围手术期和围放化疗期消化道肿瘤，远期生存率明显提高，放化疗的不良反应及远期后遗症显著减少，因此，养阴亦是治疗消化道肿瘤的根本。

三、消化道肿瘤的治疗原则

杜建教授认为中医药在提高消化道肿瘤患者生活质量，减少放化疗毒性反应，延长生存期方面有优势，是消化道肿瘤综合治疗中有利的手段和不可或缺的治疗方式。临床治疗消化道肿瘤，坚持综合治疗原则，辨证与辨病相结合、以辨证为主原则，分阶段治疗原则，整体调节、攻补兼施的原则。

（一）综合治疗原则

中医药在消化道肿瘤治疗的定位中主要体现在两个方面，一是作为一种辅助治疗手段配合手术、放疗、化疗等，以减毒增效；二是作为一种主要治疗方法，用于术后及放化疗后的巩固治疗，以防复发转移，或用于中晚期不适宜于接受放化疗的患者，以减轻症状，提高生活质量，延缓肿瘤的发展，带瘤生存。消化道肿瘤的临床治疗中，患者往往已经接受手术、放化疗，或者正在进行放化疗。因此，在中医辨证施治时要考虑手术、放化疗对病证的影响，如手术耗伤正气，化疗药伤气耗阴，损伤脾胃，累及肝肾，以益气养阴、健脾和胃、滋补肝肾为原则。放射线属热毒之邪，易伤阴耗气，如许多患者放疗后可见口干舌燥、肌肤干燥等阴液亏损的表现，故以清热解毒、滋阴凉血为治法。

（二）辨证与辨病相结合、以辨证为主原则

中医辨证论治着眼于证，根据这些证候作为判断疾病的出发点。证是由各种原因造成脏腑气血、阴阳失调，使机体某一部分或全身发生异常反应而出现的病理状态。而辨病治疗是根据消化道肿瘤的发病部位和肿瘤细胞的特性，选择一些对肿瘤治疗有针对性的药物。现代医学认为，无论是哪种肿瘤，都有一定的生物特性，有其形态学变化的共同基础及病理生理、生化改变的规律，这些都是辨病的基础。辨病与辨证相结合的形式一般采用辨病与辨证分型相结合，在辨病的同时一定要结合中医的证来进一步分清该肿瘤属于哪一个证候，并随时注意证候的变化。

（三）分阶段治疗原则

西医治疗肿瘤首先要考虑临床分期，没有正确的分期，就没有有效的治疗。同样，中药辅助治疗也要考虑患者所处的疾病阶段，如手术前后、放化疗前后。因此，杜建教授常应用自创的扶正抑瘤方、解毒消癥饮、扶正清解方分阶段治疗消化道肿瘤。

1. 扶正抑瘤方

药物组成：黄芪 18g，灵芝 30g，女贞子 30g，山药 15g。

扶正抑瘤方为应用益气养阴法创制的中药复方，常用于手术后或放化疗期间的消化道肿瘤患者的辅助治疗。消化道肿瘤患者体质本虚，手术更加重患者正气虚损的证候。放化疗药毒损伤人体的免疫、造血及消化系统。此时，中医药治疗的目的在于增强患者的免疫功能，消除放化疗的毒副作用。

2. 解毒消癥饮

药物组成：白花蛇舌草 30g，山慈菇 10g，夏枯草 30g，苦参 15g。

解毒消癥饮为应用清热解毒法创制的中药复方，常用于手术前或化疗周期性治疗结束后的消化道肿瘤患者的辅助治疗。术后肿瘤局部复发和转移主要是由于残存的肿瘤细胞，其在合适的条件下重新形成肿瘤病灶，因此在诊断和治疗时应考虑"内虚"和"留邪"两个方面。对于正气渐复欲以中药巩固疗效的患者，杜建教授在周期性化疗后给常以解毒消癥饮为基础方加减治疗。

3. 扶正清解方

药物组成：黄芪 30g，灵芝 30g，女贞子 15g，山药 15g，白花蛇舌草 30g，夏枯草 30g。

扶正清解方主要用于治疗结束后长期巩固康复的患者或已届晚期，失去手术指征的患者。杜建教授认为，消化道肿瘤晚期，瘤毒弥漫，邪气盛而正气衰，全身情况很差，此时的治疗最为棘手，既不可一味攻邪更伤正气，也不可一味补正以促进肿瘤生长，应补正祛邪并重，根据患者的体质强弱，查其脉象，或以补正为主，或以祛邪为要。

（四）整体调节、攻补兼施原则

中医治疗消化道肿瘤一方面从整体上根据患者脏腑、阴阳、气血的亏虚选择药物，达到补益气血、调整脏腑气血阴阳平衡、扶正固本，增强和提高患者的抗病能力和免疫力的目的；另一方面以"结者散之""坚者削之""留者攻之"的原则选用活血化瘀、理气祛痰、散结解毒之品来攻逐、杀灭癌细胞，达到缓解临床症状的目的。

（五）消化道肿瘤的防治需顾护脾胃

杜建教授认为消化道肿瘤的发生发展与脾胃功能的盛衰关系极为密切，所谓"四季脾旺不受邪"，即体现预防为主的思想。基于此，杜建教授提出癌前病变调护理论。脾胃功能一旦失职，不仅谷气不生，还会使进入人体的食物停滞，影响气血的运行，成为继发性致病因素，形成"胀满腹痛""水停为饮""积聚"；或因化源匮乏，病及五脏，证情多端，不一而足。有研究表明，脾胃虚弱与食管癌、胃癌、大肠癌的发生发展及各阶段的病变有关，提示脾胃虚弱可能是食管癌、胃癌、大肠癌癌前病变发生及演变的重要因素。有资料显示，对癌基因的调控可能是健脾方药治疗癌前病变的优势与方向。这些相关的研究，进一步印证了杜建教授癌前病变调护理论。

杜建教授指出，温病学强调疾病的传变与防变，而消化道肿瘤治疗的成败，关键在于预防或控制肿瘤的复发和转移。杜建教授在临床实践中强调，不管病在何脏何腑，都要仔细查验脾胃之气的盛衰，在治疗中兼顾之。这不但对于他脏疾病传脾，而且对防止疾病自身由轻到重的传变都有着十分重要的意义。杜建教授提出"肿瘤也是一种慢性病"，应重视脾胃功能。因为病至后期，常会出现脾胃虚弱的表现，而脾胃虚弱不足，气血乏源，又会影响疾病的康复，互为因果。消化道肿瘤晚期患者长期纳差、消瘦、疲乏、盗汗，呈现脏腑、筋络诸虚不足等恶病质表现，杜建教授常用补脾气的中药调理。同时，杜建教授在运用攻邪药物治疗消化道肿瘤时，亦时时不忘顾护脾胃。

从正虚邪实论治肿瘤

一、正虚是肿瘤的重要病因病机

肿瘤是一种全身性疾病，无论发生在哪一器官，都不外寒暑变迁、居住环境差、起居不慎、饮食失节、忧思愤怒等原因而影响体内气血运行，升降失司，导致血瘀脉络，积久成癥。从某种意义上来说，肿瘤的本质就是正气日亏和癌毒肆虐的过程。正气虚损是癌毒产生的前提，而且决定肿瘤的发生和发展。前人在古代医籍中已有相关论述。隋代巢元方《诸病源候论》云："积聚由阴阳不和，脏腑虚弱，受于风邪，搏于脏腑之气所为也。"金代张元素《活法机要》云："壮人无积，虚人则有之，脾胃虚弱，气血两衰，四时有感，皆能成积。"明代张景岳云："脾胃不足及虚弱失调之人，皆有积聚之病。"明代李中梓《医宗必读》云："大抵气血亏损，复因悲思忧恚，则脾胃皆伤，血液渐耗，郁气而生痰……噎塞所由成也。"李中梓还指出："积之成者，正气不足而后邪气踞之。"这都说明机体正气亏虚导致各种致病因素入侵而发生肿瘤。同时，正气虚还可导致某些脏腑功能的减退或失调，不能进行正常的生理活动，如气血不能流畅，津液不能输布，使血瘀、痰凝或湿聚，成为肿瘤发病的内在因素。因此，肿瘤的发病无论外因或是内因，"虚"都是必然存在的，这就是所谓的"因虚而致癌"。

临床上，肿瘤患者还存在因瘤而致"虚"。邪毒内生于脏腑，转而破坏脏腑功能，耗损正气以自养，肿瘤患者在疾病发展过程中，机体逐步衰竭即与此有关。一般来说，致病初期伤气，继则耗及阴血，最终耗损阳气，呈现气血阴阳俱虚的现象。当进入中晚期阶段，常常表现为"虚证"（也存在"虚中夹实"或"虚实夹杂"者，但其本质仍是"虚"，所谓"实"只是因为正气虚，邪毒亢盛）。如气血不足者，症见面色少华、神疲乏力、头晕心悸、气短懒言、舌淡胖有齿痕、脉细缓而弱；阴亏液少者，症见形体消瘦、皮肤干燥、低热盗汗、咽干口渴、尿少便秘、舌红少苔或舌有裂纹、脉细而数。晚期阴阳俱虚者，症见形瘦骨立、大肉尽脱、大骨枯槁、面色晦暗、两目无神、齿燥发稀、手足俱冷、舌淡胖有裂纹、脉沉细无力等。

因此，"虚"不但是肿瘤发病的重要因素，而且是肿瘤发病过程中的证，即"虚证"。"虚"不但能够解释在同样环境条件下为什么有的人发病，有的人不发病，也同样解释了现代医学关于肿瘤疾病免疫功能低下的理论。肿瘤形成以后不断耗伤气血，日久因病致气血阴阳俱虚，更导致肿瘤的恶化、扩散及转移。张元素、李东垣等医学家已提出，"养正积自消"的著名治法，对后世颇多启发。

杜建教授认为，人体一旦正气亏虚，机体气血阴阳平衡失调，邪毒有机可乘，疾病就随之产生。因此，肿瘤总体病因为本虚标实、虚实夹杂。杜建教授认为肿瘤的治疗法则为扶正祛瘤，培护正气，顾及五脏，同时谨守病机，随证加减。杜建教授将临床常见肿瘤虚证分为以下类型。

1. 脾气不足

脾胃为后天之本、气血化生之源，尤其是放化疗患者更易损伤脾胃，出现食欲下降、恶心欲吐、面色苍白、语声低微、气短乏力、大便稀溏或秘结等脾胃气虚证，常予四君子汤健脾益气。

2. 气血亏虚

手术、放化疗后，多出现倦怠乏力、头目眩晕、少气懒言、食少纳呆、心悸怔忡等症，乃气血两虚所致。尤其是老年人，年老体衰，天癸已尽，先后天之本皆不足，加之手术，更容易造成老年人气血两虚。在临床上常配合八珍汤治疗，能获得良好效果。

3. 气阴亏虚

西医治疗肿瘤的手段主要包括手术治疗、放疗及化疗。中医学认为，手术治疗虽能消除肿瘤，但常导致气血津液亏损；化疗虽然可杀灭部分肿瘤细胞，但能耗气，正常人体细胞亦难免受损，临床不良反应较多，如抑制骨髓造血功能及损伤脾胃、肝肾功能，表现为脾胃失调、肝肾并损、气血两亏及气阴两虚。另外，中医学还认为放疗乃热毒之邪、"大热峻剂"，偏于伤阴，壮火食气。热毒易伤阴耗气灼津，使阴津愈虚，常可出现"火毒内攻，阴虚火旺"之证，如口鼻灼热、咽干喜饮、心烦纳少、痰少质黏、气短乏力、小便短黄、大便干结、舌红苔剥、脉细数等。临床可用扶正抑瘤方加减以益气养阴，能取得良好疗效。

4. 脾肾亏虚

脾肾为先后天之本，脾肾亏虚，易出现头晕耳鸣、腰膝酸软、盗汗，甚者出现骨蒸潮热、手足心热等，给予六味地黄丸或左归丸加减以滋补肾阴、填补肾精，达到扶正固本之目的。

二、标实是肿瘤的重要证候

恶性肿瘤本虚的同时多伴有标实，即热邪久留体内，血遇热则凝，津液遇火灼为痰，热与痰、瘀等蕴结形成热毒，热毒阻塞于经络脏腑，形成肿瘤。中医学的热毒证相当于西医学的炎症表现。由于肿瘤的机械压迫，脏器的管腔、血管受压或梗阻，造成全身脏器功能失调及气血循环障碍，因而容易发生感染。肿瘤细胞新陈代谢的产物也会刺激机体，致使平衡失调，代谢产物蓄积，热毒内盛。杜建教授认为有些患者在培本固元的同时要清泄里热、消除热毒，凉血泄热是治疗的关键，因此在临床上运用具有寒凉解毒之功效的解毒消癥饮，以治疗各种肿瘤的热毒证。

三、治疗原则以扶正为主，清解为辅

杜建教授对于不同脏腑的肿瘤，治疗原则以扶正为主，清解为辅，再结合不同肿瘤的特点施治。

1. 消化道肿瘤

临床上最为多见。对于术后、放化疗中或放化疗后的患者，治兼健脾益气，方拟四君子汤或参苓白术散加减。常用药有党参、生晒参、茯苓、白术、绞股蓝、枳壳、山楂等。

2. 肺癌

肺癌患者多出现咳嗽，以干咳为主，伴少量白痰，时有胸闷、胸痛，舌红少苔。治兼生津润肺，方拟沙参麦冬汤加减。

常用药有沙参、麦冬、玉竹、百合、百部、天冬、木蝴蝶等。

3. 妇科肿瘤

女子以血为本，以肝为先天，易出现营血亏虚或肝郁气滞，治兼补血调血或疏肝理气，方拟四物汤或丹栀逍遥丸加减，常用药有当归、川芎、白芍、熟地黄、牡丹皮、栀子、柴胡、郁金、香附、枳壳等。

4. 泌尿系肿瘤

泌尿系肿瘤多出现肝肾不足，阴虚火旺，表现为腰酸膝软、小便欠畅、烦热口干，甚至遗精，治兼滋阴降火、补肝益肾，方拟知柏地黄丸加减。常用药有知母、黄柏、山茱萸、山药、熟地黄、泽泻、牡丹皮、茯苓、何首乌、黄精。

四、注重调养，综合调治

杜建教授治疗肿瘤时强调"未病先防，既病防变，综合调理"，在治疗的同时，通过指导合理的饮食、适当运动、保持良好的心态、起居适宜，可以增强患者体质，具备抵御外邪的能力，可以更好地防病治病。肿瘤患者多存在恶病体质，如体重偏轻、肌肉量偏低、微量元素和维生素摄入不足、总能量摄入较少等，影响手术、放化疗、靶向治疗等的通过率，甚至在治疗过程中易导致患者死亡。杜建教授将多年的临证经验结合《中国居民膳食指南》《恶性肿瘤患者膳食指导》等规范，以及中医食疗养生原则，在肿瘤患者的不同治疗阶段，根据患者的体质、症状给予膳食指导，辨证施膳，解决了肿瘤患者最为疑惑的三大问题：我该吃什么？不该吃什么？如何吃？辨证论治结合辨证施膳，改善了单一以治疗为主的模式，可以取得更好的治疗效果。同时，杜建教授指导和鼓励患者摆正心态，以乐观的态度正确对待疾病，增强自我控制及调节能力，消除恐惧、忧伤心理，增强抗病的信心。此外，杜建教授指导患者注意起居，选择适宜的方式进行体育锻炼。通过综合调治，从而达到理想的对抗肿瘤、提高生活质量、延长寿命的效果。

药食并重，辨证施食

——中医疗疾与食物养病相结合的诊疗模式

　　杜建教授重视食物的调理作用，以及对疾病康复的影响，此举不仅响应习近平总书记讲话中对中医有效指导人们养生保健、防病治病的期望，而且在提高防病治病能力的同时，创新中医药医疗保健服务模式，满足人们不断增长的维护健康与医疗保健的需求，受到广大患者的肯定和欢迎。

　　中医食疗可追溯至周代《周礼·天官冢宰》中的食医科（周代官医分为食医、疾医、疡医、兽医四科），这也是我国有史可考的最早医学分科记载。《素问·脏气法时论》对药食同源概念的首次提出，奠定了食物既可饱腹又可疗疾的理论基础。之后药王孙思邈《备急千金要方·食治卷》对食养和食治进行了区分并展开了系统的描述。随后，《食疗本草》《本草纲目》《太平圣惠方》《饮膳正要》《本草纲目》等分述了不同的食治方。清代温病大家王孟英的《随息居饮食谱》收录了330种食物，强调辨证施食。杜建教授基于对古医书的理解，融合现代营养学观念，提出"中药疗疾与食物养病"相结合的诊疗新模式，对就诊患者既注重辨证施药又重视辨证施食。通过体成分分析患者的能量、蛋白质、脂肪、无机盐，以及 BMI、腰臀比、内脏脂肪、骨质等相关营养学指标，了解患者的日常饮食情况，结合患者临床症状，依据药食同源，中药的四性五味及归经、升降浮沉进行辨证施食。如温热类食物有散寒、温中、补虚（气虚、阳虚、血虚）的作用；寒凉类食物有清热、消暑、解毒的作用；平性的食物有健脾、开胃、补益的作用。酸味的食物有收敛、固涩的作用；苦味的食物有清热、通泄、燥湿和降逆的作用；甘味的食物有补虚、和中、缓急的作用；辛味的食物有发散、行气、活血的作用；咸味的食物有补肝肾、养精血、通便的作用；淡味的食物有渗湿利尿的作用；芳香的食物有醒脾开胃、行气化湿、开窍爽神的作用。同时，杜建教授将"治上焦如羽，非轻不举""治下焦如权，非重不沉"理论融入食疗，治疗头面、肌表、上焦等部位的疾病，以及腰腹、下肢、下焦等部位的疾病。杜建教授依据食疗理论及现代营养学理论，为患者拟定详细的营养建议方案及食疗方，指导患者的日常饮食，以期带给患者更好的治疗效果。

杜建教授临床诊病中结合食疗方法，对肿瘤患者能量高代谢引起营养不良、蛋白质不足引起水肿、白细胞降低引起免疫力低下及炎症、红细胞降低引起贫血，以及放化疗毒副作用引起黏膜损伤、食欲不振、便秘、腹泻等表现，都能有效缓解和改善；对于肥胖引起代谢类疾病，如高血压、高脂血症、糖尿病、痛风、心血管疾病及甲状腺疾病等，也有较好疗效；一些疑难杂症如帕金森病、痿病等，也得到了较好的治疗和调理，受益者颇多。

2019 年 7 月，著名临床研究杂志 *JAMA* 子刊 *JAMA Internal Medicine* 刊登了题为 "Ignorance of nutrition is no longer defensible"（医疗不可无营养）的文章。文章认为饮食与糖尿病、心血管疾病、肥胖、高血压、脂代谢紊乱、癌症等疾病的发病密切相关；合理调整饮食可减少肌肉和肝脏细胞内脂质堆积，减轻胰岛素抵抗，降低血糖，改善糖尿病症状，减少并发症；并指出以往饮食干预在疾病诊治中的作用多被忽视，医疗工作者很少与患者讨论营养相关问题，也缺少相关知识和实践；建议政府应制定恰当的医疗及食品政策，医生需接受必要的营养学培训并付诸行动，与注册营养师密切合作，并在电子病历服务中包含营养相关内容。国际著名临床期刊所刊发的观点与杜建教授所提所想高度一致，更可喜的是，杜建教授已将其于门诊诊治中进行实践，相信随着杜建教授团队临证经验的不断累积，必将为这一全新的诊疗模式奠定坚实的基础，为今后的推广提供参考。

肿瘤患者的饮食营养指导

一、科学的饮食营养支持原则

首先，要进行营养评估，做到早期发现，早期干预。内容包括膳食调查、人体组成分析、人体测量、生化检查、综合评价。如果通过营养评估发现需要手术的肿瘤患者已经存在营养不良，那么手术之前务必要进行营养支持来改善营养状态，即使因此而推迟手术，也需优先给与营养与能量支持，否则不但存在较大的手术风险，也不利于术后的刀口愈合和体能恢复。

其次，要选择合适的给养途径。营养补充途径包括口服、管喂、胃造瘘和静脉营养支持。以手术患者为例，术前应鼓励患者多吃高热量、高蛋白及富含维生素的食物，如谷类、瘦肉、鱼、虾、蛋、奶、豆制品及新鲜的蔬菜、水果等。不能进食的患者采用管喂，通过胃肠管将营养液直接注入胃肠道。对于管喂也存在问题的患者，就必须采取静脉营养补充的方式，将营养液直接输入血液。总之，必须设法纠正营养不良，以耐受手术，并为术后修复创伤打好基础。术后首先采取静脉给养，待消化道功能恢复后，方可经口进食容易消化的食物如藕粉、鸡蛋羹、面汤、粥、嫩豆腐、牛奶、切碎的蔬菜等，再逐步过渡到正常饮食。

目前临床常用于管喂的肠内营养制剂有 5 种：①要素制剂：特点是营养全面，无须消化即可直接吸收，营养成分明确，不含残渣和乳糖。要素制剂的缺点是气味和口感较差，由于渗透压偏高，易引起腹泻。要素制剂适用于胰腺炎、炎性肠道疾病、肠漏、短肠综合征、放射性肠炎等。②标准聚合物制剂：以整蛋白为氮源，有含牛奶配方、无乳糖配方、含膳食纤维配方、匀浆膳等不同种类。因其口感好，适用于胃肠功能较好的患者。③组件制剂：是以某类营养素为主的肠内营养剂，使用目的是对完全膳食进行补充和强化，以弥补完全膳食在适应个体差异方面的不足。组件制剂包括蛋白质组件、脂肪组件、糖类组件、维生素组件、矿物质组件等，可以某种或多种组件组合应用，以满足患者的特殊需要。④匀浆制剂：有商品匀浆、自制匀浆，口感很好，既满足营养需求，又能唤起食欲，适合胃肠功能较好的患者。⑤特殊配方膳：为满足某些疾病专门设计，可以满足特殊情况下代谢异常、代谢障碍和营养素需求量的改变，包括肝病、肾病、胃肠功能不全、应激和免疫调节功能紊乱、肺病和糖尿病配方等。

二、康复期的饮食指导

（一）食物多样，谷类为主

食物应该多样，主食以谷类如米、面等为主，粗粮和薯类为辅，每日总量在 250～350g。米面不宜精细，注意粗细搭配，宜多食用薏苡仁、玉米糁、小米、荞麦、燕麦、莜麦、高粱等杂粮和杂豆食物。主食中的粗粮和杂粮富含膳食纤维，可降低胃癌、结肠癌、直肠癌等消化系统癌症的风险。

（二）多吃蔬菜、水果

蔬菜和水果是膳食纤维、维生素、矿物质和其他生物活性物质的良好来源，对于多种癌症（口腔癌、食管癌、肺癌、胃癌、结/直肠癌等）都有预防作用。建议每天吃蔬菜300~500g，种类不少于3种，最好深色蔬菜占50%以上。同时要注意增加十字花科蔬菜（甘蓝、卷心菜、菜花、胡萝卜等）的摄入，因其富含类胡萝卜素、吲哚、多酚等具有抗癌活性的植物化学物质。

（三）常吃适量的鱼、禽、蛋和瘦肉

饮食中应多吃鱼类，尤其是海产鱼类，适当吃鸡肉、鸭肉等，其他禽类、牛肉、羊肉的摄入应限制，每日肉类的摄入量为50~100g。避免加工肉类的摄入。肉类的烹调方法多采用炖、蒸、焖、烧、熘、炒等方式。建议每天吃1个鸡蛋、喝1袋牛奶，还可再喝1瓶酸奶。

（四）清淡少盐、少油膳食，避免腌渍、发霉的食物

食用油每日摄入量控制在20~25g，忌食油炸、烟熏、发霉等食品，如霉变的花生、黄豆、玉米、油脂等。限制盐的摄入，每日食盐摄入量不超过6g。少用辛辣调味品，如肉桂、茴香、花椒、肉蔻等。过度食用这些食物有可能促进癌细胞的增生，加速癌症的恶化。

（五）每天足量饮水，适量喝茶

成人每天需要饮水1700mL左右。应少量多次，饮水最好选择白开水，也可将红枣（3~4粒）和枸杞子（10粒）泡茶喝。不喝含糖量高的饮料，避免饮酒及少喝含酒精的饮料。

（六）合理进补，提高机体免疫力

合理进补能提高人体的免疫功能，某些药食同源食材，如人参、山药、灵芝、冬虫夏草、黄芪、红枣等，有直接或间接的抑癌与强身的功效。

食物中有防癌抗癌的药理成分有以下几种。

1. 抗氧化剂

能有效地清除有害自由基。常见的有原花青素、维生素C、维生素E、β胡萝卜素等。每天食用新鲜蔬菜、水果，可以从中获得需要的抗氧化剂。

2. 吲哚

主要指蔬菜中的吲哚-3-甲醇，可促进肠道内膜上皮细胞增殖和抗炎症反应。吲哚大部分存在于十字花科蔬菜中，如白菜类（小白菜、菜心等）、甘蓝类（西兰花、花椰菜等）、芥菜类（芥菜、雪里蕻等）、萝卜类。

3. 多糖体

能刺激抗体的形成，抑制肿瘤的生长，提高并调整机体的防御能力。多糖体多存在于菌类中，如香菇、金针菇、灵芝、银耳、蘑菇、猴头菇等。

4. 多酚

可清除人体中过量有害的自由基。常存在于红石榴、蓝莓、黄豆等食物中。

5. 乳酸菌

又称益生菌，可调理肠道菌群，如酸奶。

6. ω-3多不饱和脂肪酸

包含二十二碳六烯酸（DHA）、二十碳五烯酸（EPA）等，多存在于鳕鱼、三文鱼、金枪鱼、鲳鱼、菠菜、大白菜、萝卜等食物之中。

7. 生物碱

又称植物碱，能增加抗氧化能力，从而提高机体免疫力。生物碱存在于茄子、番木瓜、莲子、豆腐、蘑菇、菠菜、油菜等食物中。

（七）中医辨证施膳

1. 气阴两虚

久病体虚，精气耗伤，形体消瘦，心慌气促，潮热盗汗，烦热，口干纳呆，头晕目眩，神倦乏力，便干尿赤。舌淡少苔，脉沉细。

[药膳举例]

（1）黄芪猴头菇汤：猴头菇 30g，黄芪 30g，牛肉 200g，生姜 15g，葱白 20g，小白菜心少许，盐适量。猴头菌洗净后温水泡发 30 分钟，切成片；牛肉剁成小方块，放入锅内，加入泡发猴头菇的水及少量清水，再加入黄芪、生姜，文火炖约 1 小时后，汤内加猴头菇片、小白菜心与葱白略煮后，盐调味即可。

（2）花旗参猴头菌炖乳鸽：乳鸽 250g（约 1 只），瘦肉 150g，花旗参 10g，猴头菌 30g，枸杞子 5g，姜 2 片，去核大枣 10g，共炖汤后调味食用。

2. 脾肾阳虚

久病体虚，精气耗伤，面色苍白，疲倦乏力，腰膝酸软，唇甲淡白，动则汗出，纳差，消瘦。舌淡，苔薄白，脉沉细无力。

[药膳举例]

（1）韭菜炒虾仁：韭菜 200g，虾仁 50g，姜、葱、植物油、盐适量。韭菜洗净、切段，虾仁洗净，姜切丝，葱切段。炒锅置武火上烧热，加入植物油，烧六成熟时下入姜、葱爆香，立即下入虾仁、韭菜、盐，炒断生即成。

（2）韭菜炒核桃仁：韭菜 200g，核桃仁 30g，盐 2g，香油 15g。核桃仁用开水泡两分钟，撕去表皮；韭菜洗净，切成 3cm 的段。炒锅烧热，倒入香油，下入核桃仁翻炒至色黄，下韭菜一起翻炒至熟。起锅时撒入盐，翻炒均匀后即成。

三、放化疗期间的饮食指导

放疗和化疗是治疗肿瘤的常用方法和重要手段，目前已被广泛用于各类恶性肿瘤的治疗。一方面放疗和化疗可以杀伤肿瘤细胞，还可以防止肿瘤复发和转移，从而减轻患者的痛苦，提高生活质量；另一方面放疗和化疗也可以对人体正常组织造成损伤，引起恶心、呕吐、食欲减退、腹泻、腹胀等消化系统毒性反应，导致患者营养不良，最终影响治疗结果，或导致术后并发症，增加死亡率。因此，患者放化疗期间的营养、饮食干预对于防治营养不良至关重要。

（一）营养支持原则

1. 放化疗前

均衡、充足饮食，每日饮食中包含谷薯类（米饭、面食）、蔬菜水果类、肉禽蛋类、奶及豆制品类、少量油脂类五大类食物。每日 4～5 餐，加餐以水果为主。化疗前一天进低脂肪、高碳水化合物、高维生素和矿物质的食物，如米饭、面食、鱼肉、鸡肉、鸡蛋、瘦肉、豆腐、蔬菜、水果等。

2. 放化疗中

要求进低脂肪、高碳水化合物、少量优质蛋白质食物。以谷类、蔬菜、水果为主，配以容易消化的鸡肉、鱼肉和鸡蛋等，可以适当补充蛋白质粉（大豆或蛋清），少油。如果化疗反应较重，饮食以流质为主，可用菜汤、米汤、果汁及一些匀浆饮食。嚼生姜有一定的止呕作用。

3. 放化疗后

放化疗后身体较虚弱，宜选择营养丰富且易于消化的食物，如软饭、稀饭、面包、馒头、包子、鱼肉、鸡蛋、鸡肉、煲汤、土豆、香蕉、果酱等。少吃多餐，可用酸奶替代牛奶，以免腹部胀气。也可以用生姜刺激食欲。

（二）放化疗不良反应的饮食指导

1. 口腔、食管黏膜炎

（1）进食柔软食物，如土豆、蛋奶糊、鸡蛋羹、米粥、面条、馄饨、肉粥等。

（2）增加流食量，多喝汤水（浓米汤、汤面条等）。

（3）进食柔软、非刺激性、冷流质食物，如酸奶、鲜果汁等。

（4）经常漱口，可用淡盐水。

2. 腹胀

（1）少食胀气食物，如土豆、面食、豆类（除外豆制品）、白薯、糖类、韭菜、卷心菜、花菜、洋葱、生蒜、芹菜等。

（2）避免不消化食物，如油炸食物、硬性食物、油腻食物。

（3）避免含气的液体饮料，如汽水、啤酒等。

（4）适度补充膳食纤维，如绿叶蔬菜、杂粮类（玉米面等）、水果。

（5）低钾患者进食富含钾的食物，如瘦肉、黑鱼、西瓜、香蕉、柑、橙、山楂、葡萄、枣、桃，以及番茄、冬菇、白菜等。

（6）避免进食时狼吞虎咽、进食太快或边走边吃、边吃边说话等，容易吞进许多空气。

3. 恶心、呕吐

（1）增加淀粉类食物（米粥、藕粉糊、米糊、土豆泥、面条等）的摄入，减少酸性果汁的摄入。

（2）避免含糖量高或油脂高的食物，如饮料、糕点、油炸食品。

（3）饮食应清淡、少盐、细软，以冷、干净的流食或半流质饮食（如鸡蛋羹、米粥、面条、馄饨、肉粥等）为主，以利于消化吸收。

（4）宜少量多餐，鼓励少量小口进食。

（5）进餐后注意休息。

（6）避免在恶心时强行进食喜爱的食物，可能造成永久性厌食。

4. 白细胞降低

（1）高蛋白饮食：主要是提高机体抵抗力，能为白细胞恢复至正常提供物质基础。食物可选择禽蛋类，瘦肉类，动物肝脏、肾脏，奶类，豆类及其制品。有抗癌和升白细胞作用的食物有动物肝脏、骨髓、猪爪、瘦肉、鱼类、大枣、桂圆、赤豆、鹌鹑、蘑菇、鹅血、核桃、甲鱼等，以及中成药复方阿胶浆。

（2）高维生素饮食：维生素可以促进细胞的生长发育，有助于白细胞的分化和增殖，促使其逐渐恢复正常。食物可选择发酵食品、花生、绿色新鲜蔬菜、水果、果汁等，以补充维生素 C、B 族维生素和叶酸等。

（三）中医辨证施膳

食疗应以健脾开胃、补益气血、养阴生津为主。

1. 食欲下降

（1）脾气虚弱：纳少、腹胀，食后尤甚，大便溏薄，肢体倦怠，少气懒言，面色萎黄，形体消瘦，易浮肿。

[药膳举例]

①黄芪山药羹：鲜山药 150g，黄芪 15g。黄芪洗净，鲜山药切成薄片。将黄芪放入锅中，加水适量，煎煮半小时，滤去药渣，再放入鲜山药片，再煎煮半小时，加糖或盐调味即成。

②山药鸡内金粥：山药 20g，鸡内金 6g，茯苓 6g，粳米 50g。将山药、茯苓、鸡内金研成细末，加水 300mL，与粳米共煮成粥，待粥熟烂后，加适量白糖调味即成。每日 2 次温服，10 天为 1 个疗程。

（2）胃阴不足：胃部隐痛，饥不欲食，口燥咽干，大便干结，或腹部不舒，或干呕呃逆。舌红少津，脉细数。

[药膳举例]

沙参猪肉汤：北沙参 15g，玉竹 15g，黄精 15g，百合 15g，山药 15g，猪瘦肉 150g。将猪肉切块，加北沙参、玉竹、黄精、百合、山药及 1000mL 的水，将猪肉炖熟后调味即可。每日 2 次，喝汤食肉，10 天为 1 个疗程。

2. 恶心、呕吐

（1）肝胃不和：胃脘、胁肋胀闷疼痛，嗳气，嘈杂吞酸，急躁易怒。舌红，苔薄黄，脉弦数。

[药膳举例]

①吴茱萸粥：吴茱萸 5g，生姜 5 片，粳米 60g，葱白适量。将吴茱萸研为细末，粳米先煮粥，待米将熟时放入吴茱萸末及生姜、葱白，煮至粥熟即可。每日 2 次，5 天为 1 个疗程。

②佛手姜汤：佛手 10g，生姜 6g，白糖适量。佛手、生姜用水煎沸，去渣取汁后，加入白糖即可。每日 3～5 次，3 天为 1 个疗程。

（2）脾胃虚寒：纳呆腹胀，脘腹痛而喜温喜按，口淡不渴，四肢不温，大便稀溏，或四肢浮肿，畏寒喜暖，小便清长或不利。舌淡胖嫩，舌苔白润，脉沉迟。

[药膳举例]

①橘皮生姜粥：橘皮 15g，粳米 30g，生姜 6g。生姜榨汁，橘皮水煎取汁，在橘皮汁中放入粳米，煮成粥后调入姜汁，再煮沸即可。每日 2 次，3 天为 1 个疗程。

②姜汁橘皮饮：鲜生姜 20g，新鲜橘皮 250g，蜂蜜 100g。先将鲜生姜洗净，连皮切成片或切碎，加温开水适量，在容器中捣烂取汁，兑入蜂蜜，调和均匀，备用。将新鲜橘皮拣杂，洗净，沥水，切成细条状，浸泡于蜂蜜姜汁中腌制 1 周即成。每日 3 次，每次 20g，当蜜饯嚼食。

3. 血红蛋白低

[药膳举例]

①羊肝（猪肝）菠菜汤：鲜菠菜 250g，羊肝（猪肝）

100g，料酒、葱段、姜片、盐适量。新鲜菠菜择掉黄叶，留根，洗净，用沸水烫一下，沥干，放在碗中。羊肝洗净后切成薄片，放入油锅中用大火煸炒，放料酒、葱段、姜片，煸出香味后加水，改用小火炖3分钟，加入烫过的菠菜、盐等，再煮2分钟即成。

②木耳红枣茶：黑木耳15g，红枣15个，红茶、冰糖适量。将黑木耳、红枣用温水泡发后放入小碗中，加水、红茶及冰糖，再将碗置蒸锅中，上火隔水蒸1小时即成。吃木耳、红枣，喝汤，每日1次。

4. 血小板低

可适当多吃花生、大枣、木耳、藕、柿、荞麦、芝麻、桂圆等。

[药膳举例]

①花生衣红枣汁：花生仁100g，赤砂糖15g，红枣50g。花生仁用温水泡半小时后取皮，即花生衣；枣洗净后温水泡发。将枣与花生衣同放入锅中，倒入泡花生仁的水，再加适量清水，小火煎半小时。捞出花生衣后，加适量红糖即成。

②羊脊骨汤：羊脊骨（连尾）1条，花生仁50g，肉苁蓉10g，菟丝子10g，葱、姜、盐适量。将羊脊骨碎成块；肉苁蓉酒浸一夜，刮去粗皮；菟丝子酒浸3日晒干、捣末。锅中加水适量，放入羊脊骨、花生仁与肉苁蓉，同煮至肉烂熟透，再放入菟丝子末及调味品即成。此为1日量，分2次空腹食。

5. 便秘

[药膳举例]

①麻油拌菠菜：新鲜菠菜150g，麻油10g，盐适量。先将

新鲜菠菜用清水洗净。锅中加清水煮沸，放入盐，再把菠菜放入沸水中焯约 3 分钟后取出，用刀切段，加入麻油、适量的盐拌匀即可。每日 2 次，10 天为 1 个疗程。

②紫苏子麻仁粥：紫苏子 10g，火麻仁 10，粳米 100g。先将紫苏子、火麻仁捣烂，加水研，取汁，与粳米同煮成粥。每日 3 次，10 天为 1 个疗程。

6. 口腔溃疡

（1）心脾积热：唇颊内侧、舌面、上腭等处有黄豆或绿豆大小的黄白色散在斑点，周围黏膜鲜红，溃点数目较多，灼热疼痛，尤以进食时为甚，兼有头痛、口渴、小便赤。舌红苔黄，脉数。

[药膳举例]

藕节冬瓜豆腐汤：鲜藕节 50g，冬瓜 100g，豆腐 100g，共煎汤调味即成，每日 2 次服用。

（2）阴虚火旺：口腔黏膜溃烂如黄豆大或绿豆大，表面灰白，周围颜色淡红，溃点数量较少，一般 1～2 个，经常反复发作，微痛，饮食刺激时较明显。舌质红嫩，无津苔少。

[药膳举例]

①生地黄青梅饮：生地黄 10g，石斛 10g，甘草 2g，青梅 30g。将生地黄、石斛、青梅（藕）加水适量，同煮 20 分钟，去渣取汁。每日 1 剂，分 2～3 次饮服，可连用数日。

②银耳莲子羹：银耳 25g，莲子 50g，枸杞子 15g，冰糖或白糖适量。银耳、莲子、枸杞子放入锅中，加水煮至银耳熟烂，入冰糖或白糖调味即成。早、晚各食 1 小碗。

攻补清疏法治疗乳腺癌

乳腺癌是妇科常见的恶性肿瘤之一，古代文献中称为"乳岩""乳石痈""奶岩""翻花奶"等。《校注妇人大全良方》云："若初起，内结小核，或如鳌棋子，不赤不痛。积之岁月渐大，巉岩崩破如熟榴，或内溃深洞，血水滴沥，此属肝脾郁怒，气血亏损，名曰乳岩，为难疗。"杜建教授在长期的临床诊疗中发现，乳腺癌是多种内外致病因素反复作用的结果，治疗上可以归纳为攻、补、清、疏四法。

一、攻法

杜建教授认为，癌为火热邪毒，其性猛，发展迅速，且日久痰瘀搏结而成实瘤，邪毒益盛而正气益虚，药力未及而邪毒已散，则命危矣。杜建教授认为乳腺癌，特别是早期发现的乳腺癌，建议以手术为主，辅以放化疗或靶向治疗，使癌毒式微，药力可及。但手术、放疗、化疗、生物治疗和靶向治疗，性峻猛，攻毒之余，同时耗气伤阴，使机体气阴耗伤，甚则邪毒死灰复燃。因此，攻毒之时，更要注重扶正益气养阴。

二、补法

杜建教授以黄芪为君，女贞子为臣，灵芝、山药为佐使，组成扶正抑瘤方。其中，黄芪既可补益肺脾之气又可生津生血，女贞子补益肝肾，佐以山药与灵芝扶助正气，四药合用，共奏补肺脾肝肾、益气养阴之功。随症加减：气虚明显者，可加四君子汤，或参苓白术散健脾益气，或补中益气汤益气升阳；阴津亏虚明显者，可加增液汤以助养阴生津之效。

三、清法

机体虽然得以扶正，但有余毒未尽之嫌，故应辅以清热解毒之品，即扶正清解。加白花蛇舌草以清热解毒、消痈散结，夏枯草以清肝消瘰，必要时佐以苦参、山慈菇以助清热解毒、消肿散结之功。诸药合用，扶正不助邪，清解不伐正，标本兼治。如有邪毒复燃之势，则加三棱、莪术、全蝎、重楼以破血逐瘀、解毒散结。

四、疏法

治疗乳腺癌除了攻、补、清三法之外，还有疏法。清代《外证医案汇编》云："若治乳从一气字着笔，无论虚实新久，温凉攻补，各方之中夹理气通络之品，使其乳络疏通，气为血之帅，气行则血行，阴生阳长，气旺流通，血亦随之而生，自然壅者易通，郁者易达，结者易散，坚者易软。"乳腺癌的发生，与肝的关系最为密切，故治疗时应重视疏肝理气。杜建教授认为，乳腺癌患者无论何种证型，疏肝理气可酌情一以贯之。处方时，多合丹栀逍遥散或四逆散以疏肝理气、化痰散结，或佐以川芎、陈皮、郁金、香附、白芍等疏肝理气解郁之品。

六味地黄丸在老年病中的应用

一、理论基础

六味地黄丸出自宋代钱乙，为肾气汤化裁而来。钱乙认为小儿在病理上"易虚易实，易寒易热"，临证用药忌辛窜，补之多以柔润，故将张仲景肾气汤去桂、附之温燥，取六味之滋润，起到平补肝肾之阴的作用。

老年病的病机特点为一方面阳非有余，另一方面则阴常不足，在病理上类似小儿易虚易实、易寒易热的特点。易虚是指脾肾阳虚、肝肾阴虚、气血不足；易实是指气虚导致血瘀、湿阻、痰阻；易寒是指脾肾、心肾虚寒；易热指肝肾阴虚导致的虚热、虚火，而非实热、实火。所以，老年病的用药特点为，在补益方面要平补肝肾。六味地黄丸正适合老年病的生理病理特点。

六味地黄丸组方严谨，以熟地黄滋肾补精为主，辅以山茱萸养肝肾而涩精，山药补脾肾而固精，又配以泽泻泻肾浊以防熟地黄之滋腻，牡丹皮泻肝火，茯苓渗脾湿以助山药之益脾。本方三补三泻，以补为主，滋补而不留邪，降泻又不伤正。诚如柯韵伯所云："（六味地黄丸）滋化源，奉生气，天癸居其所矣，壮水制火，特其一端耳。"同时从祛邪的角度看，方中牡丹皮清肝火、凉血活血，茯苓健脾利湿，泽泻泄热利水，则脾健湿去而痰饮自消。

六味地黄丸用于老年病的治疗，可谓标本兼治。

二、病例举例

1.肿瘤

杜建教授认为，肿瘤发于老年人，多因老年人肝肾亏虚，痰瘀阻滞而致。同时由于化疗、放疗，更加损伤肝肾阴液。因此，老年肿瘤患者，应注重补益肝肾，中药治疗时常加用六味地黄丸。

陈某，女，55岁。初诊日期：2019年3月8日。

患者为卵巢恶性肿瘤术后，正在进行化疗。2019年3月6日查血沉17mm/h，甘油三酯2.06mmol/L，胆固醇6.66mmol/L，低密度脂蛋白4.52mmo/L，指标均升高。彩超检查示肝右后叶实性结节，考虑良性可能；胆囊增生性疾病（考虑胆囊胆固醇结晶沉积可能）。现纳可，寐安，二便自调，未见明显不适。舌淡红，苔薄白，脉弦。

处方：黄芪30g，女贞子15g，灵芝30g，山药15g，夏枯草15g，白花蛇舌草30g，山茱萸15g，茯苓15g，泽泻10g，牡丹皮6g，生地黄15g，金银花10g，枸杞子10g，三棱10g，莪术10g，龙葵15g，甘草3g。7剂。

2.震颤

《素问·至真要大论》云："诸风掉眩，皆属于肝。"杜建教授认为，老年震颤患者，多为肝肾亏虚，肝风上扰所致，故常用六味地黄丸补益肝肾。

陈某，女，76 岁。初诊日期：2018 年 11 月 18 日。

患者现双手不自主震颤，行走不稳，纳差，口干，大便正常。舌淡红，苔少，脉细偏沉。

处方：钩藤 15g，天麻 15g，石决明 30g，龙骨 30g，牡蛎 30g，鹿角霜 15g，肉苁蓉 10g，白芍 10g，龙葵 15g，杜仲 15g，牛膝 15g，山茱萸 15g，茯苓 15g，泽泻 15g，山药 15g，牡丹皮 6g，生地黄 15g，珍珠母 30g，甘草 3g。14 剂。

3. 腰酸

杜建教授认为，六味地黄丸为张仲景"治肾祖方"去桂、附而成，专治阴虚而火有余之病证，临床上应用甚广，辨证准确，疗效更为明显。平常见有阴虚肾精不足者，用本方常可起到"养生"作用。

吴某，男，38 岁。

患者现偶有腰酸，纳可，口不干苦，寐尚安，无疲乏，二便自调，大便每日 1 次、质软、成形，小便正常。舌淡红，苔根中部偏厚而腻，脉缓。

处方：荷叶 15g，山楂 15g，决明子 15g，苍术 10g，川厚朴 10g，牛膝 15g，薏苡仁 18g，黄柏 10g，知母 10g，山茱萸 15g，茯苓 15g，泽泻 15g，山药 15g，牡丹皮 6g，茵陈 10g，生地黄 10g，甘草 3g。3 剂。

本例患者虽然表现为舌苔厚腻等湿热症状，但诉偶有腰酸，故杜建教授在清湿热的同时，用六味地黄丸补益肝肾以治本。

阴阳平衡指导临床施治

中医强调阴阳平衡，临床遣方用药也要求阴阳平衡，达到阴平阳秘的效果。古代及现代医家对阴阳平衡进行了大量的论述。杜建教授在临证时也非常注重这一点，现举例如下。

一、肿瘤

杜建教授在治疗肿瘤时，常用扶正清解方加减。方中黄芪、灵芝、女贞子、山药（即扶正抑瘤方）补益正气，白花蛇舌草、夏枯草清热解毒。该方攻守兼用，达到阴阳平衡。

二、胃脘痛

杜建教授在治疗胃脘痛时，常用半夏泻心汤合左金丸加减。主方如下：黄连 6g，黄芩 10g，吴茱萸 3g，生晒参 15g，白术 15g，茯苓 15g，陈皮 6g，法半夏 6g。方中吴茱萸性温，而黄连、黄芩性寒，寒温并用，达到阴阳平衡。同时，该方在祛邪的同时，用六君子丸补益正气，亦体现阴阳平衡。

三、头晕

杜建教授治疗头晕患者，常用天麻钩藤饮加减。主方如下：钩藤 15g，天麻 10g，白芍 10g，杜仲 15g，牛膝 15g，石决明 30g，龙骨 60g，牡蛎 60g。方中白芍、牛膝养血补阴，杜仲补阳，起到阴阳双补的作用。

另外，杜建教授应用六味地黄丸补肾时，常加用肉苁蓉、鹿角霜补阳，使阴得阳助而生化无穷，达到阴阳平衡。

应用现代医学理论
指导遣方用药

　　杜建教授在临床遣方用药时，常结合现代医学研究成果，同时不断发现临床用药过程中现代临床指标的变化，探索其中的机理，从而发现中药应用新规律和技巧，更好地指导临床遣方用药。

一、感冒

　　感冒多由病毒引起，现代医学研究发现，中药大青叶、金银花、连翘清热解毒，具有抗病毒的作用，在处方中加入这类中药，可起到事半功倍的效果。

[病案举例]

　　尹某，男，5 岁。初诊时间：2018 年 12 月 7 日。

　　患者感冒发热 1 天，最高体温达 39℃，伴恶寒，汗出，头痛，欲呕，咳嗽，有痰，便欠畅。舌淡红，苔微黄，脉数。

　　辨证：三阳合病。

　　治法：清热解毒泻火。

　　处方：柴葛解肌汤加减。大青叶 10g，金银花 10g，连翘 10g，石膏 30g，知母 6g，葛根 10g，柴胡 10g，青蒿 10g，黄芩 10g，淡竹叶 10g，紫苏叶 6g，甘草 3g。3 剂。

方中取柴葛解肌汤之意，其中石膏、知母、葛根清阳明之热，柴胡、青蒿、黄芩清少阳之热，淡竹叶清心火，紫苏叶散太阳之邪，甘草调和诸药。

二、肝功能异常

现代医学研究表明，白英、白茅根、田基黄具有清利肝胆湿热、保肝的作用，杜建教授治疗肝功能异常患者时常加用上述药物。

[病案举例]

李某，男，46 岁。初诊日期：2018 年 12 月 6 日。

患者乙肝"大三阳"10 余年，口服恩替卡韦治疗，夜寐欠安 2 年。现夜寐欠佳，入睡难、易醒，无多梦，纳可，小便频急，大便尚可，疲乏，口稍干，口不苦，胃脘胀，时反酸，目干涩，下肢筋挛，面色暗。舌暗红，苔黄，脉弦。查乙肝病毒基因（HBV-DNA）2.26×10^3 copies/mL，血糖 7.27mmol/L，前列腺特异抗原、甲胎蛋白、糖类抗原 199 未见异常，糖化血红蛋白 6.2%。心电图检查示完全性右束支传导阻滞。彩超检查示轻度脂肪肝，肝内囊肿，右肾囊肿，前列腺增生伴结石，甲状腺右侧叶小结节，甲状腺左侧叶未见明显病变。

处方：白英 30g，白茅根 30g，石斛 15g，太子参 15g，玄参 15g，麦冬 10g，生地黄 15g，女贞子 15g，柴胡 10g，白芍 10g，枳壳 10g，田基黄 15g，旱莲草 15g，枸杞子 15g，菊花 10g，甘草 3g。7 剂。

三、慢性肾功能不全

现代药理研究表明，炒大黄、淡附子具有保护肾功能的作用，黄芪、益母草具有降尿蛋白的作用。杜建教授常在处方中加用上述药物治疗慢性肾功能不全。

[病案举例]

陈某，女，78 岁。初诊日期：2018 年 11 月 23 日。

患者有 2 型糖尿病、高血压病、慢性肾功能不全病史，现疲乏，下肢肿，手足麻，小便泡沫多，色白量中，大便尚可，腹无不适，纳可，控制饮食，寐安，头晕头昏，皮肤痒，丘疹色红，口不干，口稍苦，无畏寒。舌淡红，苔微黄，脉沉缓。

处方：炒大黄 6g，淡附子 10g，黄芪 30g，益母草 18g，桂枝 10g，玉米须 30g，大腹皮 15g，茯苓 15g，泽泻 15g，猪苓 15g，山茱萸 15g，熟地黄 15g，生晒参 15g，麦冬 10g，五味子 6g，甘草 3g，牛膝 15g。14 剂。

四、肿瘤

著名肿瘤专家孙燕院士通过研究发现，黄芪、女贞子具有抗肿瘤的作用，杜建教授在此基础上经进一步的临床实践及动物实验研究发现，其创制的扶正抑瘤方具有提高免疫力、抗肿瘤的作用。同时杜建教授通过研究发现，全蝎、重楼、夏枯草、白花蛇舌草、苦参对降低癌胚抗原具有明显作用。

[病案举例]

林某，男，56 岁。初诊日期：2018 年 3 月 17 日。

患者 1 个多月前行胃镜检查提示胃窦癌，病理检查提示中分化腺癌。行正电子发射计算机断层显像（PET-CT）检查示胃窦幽门部占位，符合胃癌影像表现；双侧基底节区腔隙性脑萎缩；双侧腋窝多发小结节影，考虑淋巴结炎性增生；双肺多发小结节影，考虑炎性肉芽肿可能；右肺上叶陈旧性病灶伴部分支扩，双肺下叶、右肺中叶支扩伴炎症，双侧胸腔稍增厚；考虑肝囊肿可能。现时胃脘隐痛，吞咽顺畅，纳差，大便尚可，寐欠安，胸闷，心悸，疲乏，口不干，口苦，畏寒。舌淡暗，苔稍厚白，脉细弦。患者有萎缩性胃炎、冠心病、房颤病史。

处方：黄芪 30g，女贞子 15g，灵芝 30g，山药 15g，三棱 20g，苍术 10g，全蝎 6g，重楼 15g，夏枯草 15g，白花蛇舌草 30g，丹参 15g，延胡索 10g，白术 15g，甘草 3g，生晒参 15g。7 剂。

五、高尿酸血症

现代医学研究表明，黄芪、益母草、荷叶、决明子具有降尿酸的作用，杜建教授用上述中药治疗高尿酸血症。

[病案举例]

郑某，男，49 岁。初诊日期：2018 年 3 月 30 日。

患者在体检时发现血尿酸、血糖升高。现纳可，口不干苦，寐时欠安、易醒，大便日 2 次、成形，小便稠，夜尿 2～3 次。舌暗红，苔白厚，脉弦洪迟。血压 126/84mmHg。查血尿酸 434μmol/L，血糖 6.42mmol/L，谷氨酰转移酶 126U/L。有吸烟史、饮酒史。

处方：黄芪 30g，益母草 15g，荷叶 10g，决明子 15g，沙参 10g，赤芍 10g，川芎 10g，丹参 15g，石斛 15g，麦冬 10g，玄参 10g，太子参 15g，珍珠母 30g，女贞子 15g，旱莲草 15g，甘草 3g。14 剂。

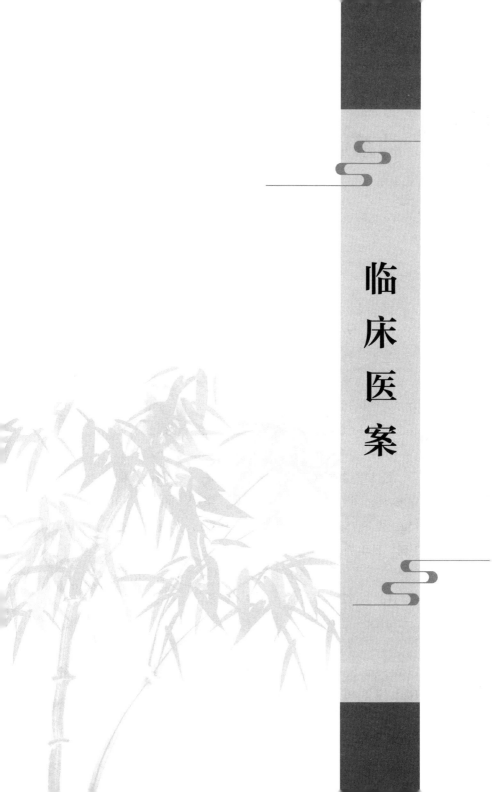

临床医案

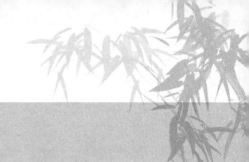

肺系病证

感　冒

病例1

吴某，女，58岁。初诊日期：2018年6月6日。

主诉：鼻塞、流涕3天。

患者鼻塞流涕，出汗，自觉发热（测体温正常），疲乏无力，大便偏稀，日1次。舌红，苔黄而干，脉浮缓。

辨证：气虚感冒（肺气亏虚，卫外不固）。

治法：祛风解表，益气养阴。

处方：参苏饮加减。紫苏叶10g，桑叶10g，枇杷叶12g，党参15g，板蓝根15g，陈皮6g，柴胡10g，荆芥10g，沙参15g，麦冬15g，浙贝母10g，连翘15g，金银花15g，甘草3g。3剂，日1剂，水煎，分两次温服。

二诊：2018年6月8日。易出汗，鼻塞，纳寐尚可，大便偏稀。舌红，苔黄而干，脉缓偏弦。

治法：益卫固表达邪，益气养阴。

处方：玉屏风散加减。黄芪15g，白术10g，浮小麦24g，白薇10g，防风6g，太子参15g，茯苓15g，辛夷花10g，沙参10g，麦冬10g，薄荷6g，乌梅15g，白芍10g，甘草3g。4剂，日 1 剂，水煎，分两次温服。

按语：本例患者平素体虚，因感受风邪，侵犯肺卫导致感冒。治疗以扶正祛邪为主，祛风解表，益气养阴。方用参苏饮加减。方中党参、北沙参、麦冬益气养阴；紫苏叶、荆芥、柴胡解表散风，桑叶、枇杷叶、浙贝母清肺润燥，止咳化痰；金银花、连翘清热解毒，陈皮理气祛痰；甘草为使，调和诸药。二诊考虑为肺卫不固，耗气伤津，又肺与大肠相表里，则易出汗、大便稀，体内阴精亏虚内热，则表现为舌红，苔黄而干。治宜益卫固表达邪，益气养阴，用玉屏风散加减。方中以黄芪、白术、浮小麦益气固表，太子参、茯苓、乌梅、白芍、沙参、麦冬益气养阴，薄荷疏散风寒，白薇清虚热。

病例 2

张某，女，76 岁。初诊日期：2018 年 3 月 16 日。

主诉：恶寒、汗多月余。

患者平素畏冷，需穿厚衣服，又自觉身体内热，欲睡地板，四肢乏力，需人扶持。近 1 个多月因感寒出现恶寒、汗多，寐安，纳差，大便数日一行，需用"通便药"治疗，大便味臭，胸闷，无心悸，无下肢肿，饮水量少。舌淡红，苔少、光剥，脉沉弦近数。

辨证：气阴两虚。

治法：调和阴阳，益气养阴。

处方：桂枝加龙骨牡蛎汤合生脉散加减。桂枝 6g，白芍 10g，干姜 4g，生晒参 15g，白术 15g，当归 10g，黄芪 15g，浮小麦 30g，龙骨 60g，牡蛎 60g，白薇 10g，麦冬 15g，五味子 6g，肉苁蓉 10g，瓜蒌 15g，葛根 12g，甘草 3g。3 剂，日

1 剂，水煎，分两次温服。

按语：本案方拟桂枝加龙骨牡蛎汤合生脉散加减。方中以桂枝汤调和阴阳，龙骨、牡蛎有潜镇摄纳、使精不外泄之功，为君药。臣以浮小麦、黄芪、生晒参、麦冬益气固表，瓜蒌、葛根、当归、肉苁蓉润肠通便。佐以五味子收敛固涩，白术益气健脾，白薇清热凉血。使以甘草调和诸药。而且，因本案患者苔少、光剥，不属于外邪所致，而是邪入中焦，为里寒证。表邪不甚，故桂枝汤中无生姜、大枣，用干姜以温中散寒。

病例 3

石某，女，70 岁。初诊日期：2019 年 2 月 1 日。

主诉：咳嗽、流涕 1 周。

患者因外感风寒出现咽干，时咳，痰少，流涕，涕中带血丝，纳可，寐安，大便欠畅，日 4～5 次，后两次常不成形，小便量多。舌淡红、边有齿痕，苔白稍厚，脉浮缓。患者为乙状结肠癌术后，在行化疗。

西医诊断：急性上呼吸道感染，乙状结肠癌术后。

辨证：气虚感冒。

治法：益气解表。

处方：参苏饮加减。紫苏叶 10g，薄荷 6g，鱼腥草 15g，黄芩 10g，辛夷 10g（布包），瓜蒌 12g，枇杷叶 10g，桑叶 10g，仙鹤草 15g，白及 10g，黄芪 15g，白术 10g，防风 6g，女贞子 15g，山药 15g，灵芝 18g，甘草 3g。5 剂，日 1 剂，水煎，分两次温服。

二诊：2019 年 2 月 8 日。患者诸症消失，后期则辨证治疗结肠肿瘤。

按语： 患者为乙状结肠肿瘤术后，加之素体虚弱，外感风寒之邪，侵入卫表，入里化热，出现咽干、流涕、涕中带血丝；外感时邪，侵犯肺脏，肺失宣降，故咳嗽、咳少量痰。大便欠畅，日4～5次，后2次常不成形，为结肠肿瘤术后化疗，正气亏虚，大肠传导失常的表现。舌淡红、边有齿痕，苔白稍厚，脉浮缓，为气虚感冒的表现。因此，治以益气解表，方选参苏饮加减。方中紫苏叶、薄荷、桑叶疏风解表，鱼腥草、黄芩清热解毒利咽，辛夷通鼻窍，瓜蒌、枇杷叶清肺化痰止咳，仙鹤草、白及收敛止血，黄芪、白术、防风益气解表，杜建教授常在气虚感冒中加以应用，黄芪、山药、女贞子、灵芝补益肝肾，甘草调和诸药。全方共奏益气解表之效，标本兼治。

咳　嗽

陈某，女，5岁。初诊日期：2018年5月29日。

主诉：反复咳嗽、咳痰1月余。患者无明显诱因出现反复咳嗽、咳痰1个多月，现痰黄，易咳，流涕，汗多，纳可，寐尚可，便调。舌淡红，苔微黄，脉细。

辨证：风热犯肺。

治法：益气疏风，清热化痰。

处方：麻杏石甘汤合玉屏风散加减。黄芪12g，白术6g，防风4g，蜜麻黄4g，杏仁4g，黄芩6g，鱼腥草10g，薄荷4g，陈皮4g，法半夏4g，茯神10g，山楂10g，鸡内金4g，甘草3g。5剂，日1剂，水煎，分两次温服。

二诊：2018年6月2日。患者仍咳嗽、痰多、色黄，无流涕。舌淡红，苔微黄，脉细弦。过敏原检测阴性。

处方：黄芪 10g，白术 6g，防风 4g，蜜麻黄 4g，杏仁 4g，鱼腥草 10g，黄芩 6g，蜜紫菀 6g，蜜款冬花 6g，山楂 10g，鸡内金 6g，太子参 10g，紫苏叶 6g，川贝母 6g，甘草 3g。7 剂，日 1 剂，水煎，分两次温服。

三诊：2018 年 6 月 8 日。咳嗽、痰黄，无流涕，纳可。舌淡红，苔微黄，脉细缓。

处方：黄芪 10g，白术 6g，防风 4g，太子参 10g，浙贝母 4g，法半夏 4g，陈皮 4g，茯苓 4g，蜜麻黄 6g，杏仁 4g，沙参 10g，麦冬 10g，薏苡仁 10g，甘草 3g。7 剂，日 1 剂，水煎，分两次温服。

按语：本案患者为久病咳嗽，本虚标实，方以麻杏石甘汤合玉屏风散加减。方中蜜麻黄、杏仁宣肺止咳；黄芩、鱼腥草清热化痰；陈皮、法半夏、茯神理气健脾化痰；玉屏风散补益正气，祛邪外出；甘草调和诸药。小儿患者应注意脾胃功能，用山楂、鸡内金健脾消食。另外，因患儿年龄较小，一般不宜用党参、西洋参，可用太子参。

鼻　渊

林某，女，10 岁。初诊日期：2018 年 3 月 14 日。

主诉：反复鼻塞、流涕黄稠 10 个月。

患者患慢性鼻窦炎多年，现鼻塞，鼻涕黄稠、量多，咳嗽，痰少色黄，无发热、汗出，纳差，寐欠安，便稠。舌淡红，苔黄厚，脉细。体格检查示咽红、充血，双肺呼吸音粗，未闻及啰音。

辨证：风热上犯，肺气亏虚。

治法：宣窍清热，益气养阴。

处方：黄芪 10g，白术 6g，防风 4g，浙贝母 6g，鱼腥草 10g，黄芩 6g，辛夷花 6g，板蓝根 10g，沙参 10g，麦冬 10g，白芷 4g，蒲公英 10g，连翘 10g，甘草 3g。3 剂，日 1 剂，水煎，分两次温服。

二诊：2018 年 3 月 17 日。现鼻塞，流涕时白时黄，量较前减少，咳嗽，痰少黄稠，无发热、汗出，纳差，寐欠安，大便量多，日 1～2 次，小便黄。舌淡红，苔厚微黄，脉细。

处方：黄芪 10g，白术 6g，防风 4g，鱼腥草 10g，辛夷花 6g，沙参 10g，麦冬 10g，白芷 4g，连翘 10g，淡竹叶 6g，黄芩 6g，甘草 3g。3 剂，日 1 剂，水煎，分两次温服。

按语：本案患者因慢性鼻窦炎常反复发作难愈，经中医调理治疗后，鼻塞、咳嗽等症状缓解。杜建教授认为鼻渊多为本虚标实，常用玉屏风散补肺卫，沙参、麦冬补肺阴，鱼腥草、辛夷花、白芷、连翘、淡竹叶、黄芩清热解毒排脓。大凡肺经受邪，应考虑肺为娇脏，病邪迁延日久伤阴，故治疗时应酌加滋养肺气之品。

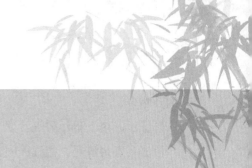

心系病证

不　寐

病例1

李某，女，74岁。初诊日期：2020年4月25日。

主诉：反复入眠难、多梦5年。

患者近5年来夜寐依赖药物，表现为入眠困难，梦多，白天神困，头重稍痛，心悸胸闷，纳尚可，胃脘有灼热感，偶尔嗳气，胃脘胀，口干，饮食不慎时易便溏，近日大便干结，下肢冰凉，小便色黄有泡沫。舌淡红，苔白厚，脉细数。既往有抑郁症、糖尿病、冠心病、反流性食管炎、慢性萎缩性胃炎、腔隙性脑梗死病史。

中医诊断：肝胃不和。

治法：清肝和胃，滋阴益气安神。

处方：生晒参15g，麦冬10g，五味子6g，百合15g，女贞子15g，黑豆15g，白芍10g，炒酸枣仁15g，柏子仁15g，远志6g，合欢皮10g，珍珠母30g（先煎），郁金10g，石决明30g（先煎），龙葵15g，龙骨30g（先煎），牡蛎30g（先煎），吴茱萸3g，黄连6g，甘草3g。14剂，日1剂，水煎，分两次温服。

二诊：2020年5月9日。患者夜寐稍改善，偶有心悸，头痛，胃脘有灼热感，食后嗳气，口干，下肢冰凉，足麻，疲乏，纳尚可，小便色黄有泡沫，大便1～2日一行、质硬。舌淡红，苔白稍厚，脉沉缓。

处方：吴茱萸3g，黄连6g，海螵蛸15g，瓦楞子30g，生晒参15g，麦冬10g，五味子6g，百合15g，女贞子15g，黑豆15g，白芍10g，陈皮6g，法半夏6g，木香6g（后下），瓜蒌15g，龙葵15g，甘草3g。7剂，日1剂，水煎，分两次温服。

三诊：2020年6月6日。患者夜寐改善，无心悸，时胸闷，胃脘灼热感消除，嗳气，无反酸，口干口苦，下肢麻，足冷，无疲乏，纳可，小便色黄有泡沫，大便日一行、质偏干。舌淡红，苔厚黄干，脉细缓。

处方：吴茱萸3g，黄连6g，黄芩10g，陈皮6g，法半夏6g，生晒参15g，白术15g，茯苓15g，柴胡10g，白芍10g，枳壳10g，石斛15g，瓜蒌15g，玄参10g，生地黄10g，甘草3g，杜仲15g，牛膝15g。14剂，日1剂，水煎，分两次温服。

按语：失眠多为情志所伤、久病体虚、饮食不节、劳逸失度等引起阴阳失调，阳不入阴而发。本案患者长期入眠难，梦多，夜寐依赖药物，同时伴有胃脘灼热感、嗳气、胃脘胀、大便不调等胃失和降、胃气上逆的症状，且患者有抑郁症病史，故考虑本案患者为不寐之肝胃不和证。脾胃为气血生化之源，患者肝气郁滞，横逆犯胃，胃虚则气血皆虚，影响心神而失眠。因此，治以调脾胃、解肝郁、宁心神、滋阴益气。初诊方予吴茱萸、黄连清肝泻火，降逆和胃，合欢皮、郁金疏肝解郁，柏子仁、远志养心安神，珍珠母、石决明、龙骨、牡蛎重镇安神，百合、女贞子、黑豆、白芍滋阴柔肝清热，生晒参、麦冬、五味子益气养阴。现代医学研究表明，龙葵具有控制血压和血糖的功效，故方中酌加龙葵既可清热平肝，又可稳定基础病。二诊、三诊是在初诊方的基础上，侧重疏肝行气和胃。二诊方中合海螵蛸、瓦楞子制酸和胃，陈皮、法半夏理气健脾；三诊方中合柴胡、枳壳疏肝理气，石斛益胃生津，杜仲、牛膝补肝肾、强筋骨，缓解下肢麻木、冰冷的症状，同时二诊、三诊方中均予瓜蒌润肠通便、降逆和胃，使不寐的表现明显改善。

《内经》有"胃不和则卧不安"之论，本案在三诊中均未使用安神之品，而是将"和胃"法贯穿治疗的全过程，使患者不寐的表现改善明显，体现了中医从"胃"论治不寐的治疗特色。

病例2

田某，女，58 岁。初诊日期：2019 年 1 月 14 日。

主诉：夜寐欠安 1 年余。

患者现夜寐欠安，入睡困难，易醒多梦，易疲乏，头晕，胸闷气憋，时有恶心。纳差，脐腹痛，压之则舒，口不干，口苦，尿频，尿色清，夜尿 2～3 次，大便软、日 1 次。舌淡红，苔花剥，脉细弦。查动态血压：全天收缩压与舒张压平均值为 123/75mmHg，血压昼夜节律减弱。患者已绝经 2～3 年，为乙肝病毒携带者。既往有慢性宫颈炎、甲状腺癌病史。

辨证：心肾不交。

治法：交通心肾，养心安神。

处方：百合 15g，女贞子 15g，黑豆 15g，白芍 10g，首

乌藤 15g，郁金 10g，香附 10g，牡丹皮 6g，栀子 10g，当归
10g，川芎 6g，熟地黄 15g，钩藤 15g，白芍 10g，何首乌 15g，
甘草 3g，木香 6g。7 剂，日 1 剂，水煎，分两次温服。

二诊：2019 年 1 月 21 日。夜寐改善，醒后仍可再入睡，
无疲乏，纳可，口干，口苦，膝冷，脘腹冷，无胸闷憋气，大
便稀、日 2 次，小便不黄，矢气多，膝髋关节不适。舌淡红，
苔厚黄，脉沉缓。

处方：百合 15g，女贞子 15g，黑豆 15g，白芍 10g，首
乌藤 18g，郁金 15g，香附 15g，牡丹皮 6g，栀子 10g，当归
10g，川芎 4g，熟地黄 15g，钩藤 15g，黄精 15g，木香 6g，仙
鹤草 15g，甘草 3g，杜仲 15g。10 剂，日 1 剂，水煎，分两次
温服。

三诊：2019 年 2 月 2 日。夜寐改善，入睡可，矢气多，
脐间腹痛，痛则便意明显，便后痛止，小便尚可，纳食一般，
口干、口苦好转，腰痛腰酸，乏力，膝冷、腹冷减。舌淡红，
苔厚黄，脉沉缓。

处方：百合 15g，女贞子 15g，黑豆 15g，白芍 10g，郁
金 10g，香附 10g，当归 10g，熟地黄 15g，钩藤 15g，生晒参
15g，白术 15g，茯苓 15g，神曲 10g，木香 6g，杜仲 15g，牛
膝 15g，甘草 3g，益智仁 15g。14 剂，日 1 剂，水煎，分两次
温服。

四诊：2019 年 2 月 25 日。夜寐尚可，睡眠时间偏短，晨
起痰稠、呈咖啡色，纳差，食欲差，时恶心欲呕，口干不苦，
口灼热，唇干，腰痛，无咳嗽，大便成形、日 2 次，小便稍
黄。舌质红，苔黄，脉沉缓。

处方：百合 15g，女贞子 15g，黑豆 15g，白芍 10g，生晒参 15g，白术 15g，茯苓 15g，当归 10g，生地黄 15g，杜仲 15g，牛膝 15g，益智仁 10g，石决明 30g，珍珠母 30g，酸枣仁 15g，柏子仁 15g，甘草 3g。7 剂，日 1 剂，水煎，分两次温服。

五诊：2019 年 3 月 4 日。入睡难，夜尿 1～2 次，纳差，泛恶，无疲乏，口灼热减轻，口干减轻，腰痛喜卧，咖啡色痰已除，胃脘不适，喜揉按，皮肤瘙痒，二便调。舌淡红，苔黄，脉弦缓。X 线检查示颈椎退行性变；彩超示甲状腺左侧叶切除术后，残余甲状腺右侧叶多发结节，双乳腺增生。骨密度检查示骨质疏松。甲状腺功能检查未见异常。血生化检查示血尿酸 541.2μmol/L。血常规示白细胞 5.02×10^9/L。"乙肝两对半"检查示乙肝表面抗原（HBsAg）、乙肝 e 抗体（抗 –HBe）、乙肝核心抗体（抗 –HBc）阳性。

处方：百合 15g，女贞子 15g，黑豆 15g，白芍 10g，柴胡 10g，枳壳 10g，酸枣仁 15g，柏子仁 15g，远志 6g，合欢皮 10g，首乌藤 18g，石决明 30g，珍珠母 30g，旱莲草 15g，龙骨 60g，牡蛎 60g，杜仲 15g，牛膝 15g，甘草 3g。7 剂，日 1 剂，水煎，分两次温服。

六诊：2019 年 3 月 11 日。夜寐尚安，纳可，口不干苦，口灼热感减轻，胸骨下段痛，持续约 1 分钟，腹部无不适，无心悸，腰痛，皮肤瘙痒，皮色偏红，有脱屑，便软、日 1 次，小便不黄。舌质红，苔厚黄，脉细弦。

处方：百合 15g，女贞子 15g，灵芝 30g，山药 15g，黑豆 15g，白芍 10g，生地黄 15g，酸枣仁 15g，柏子仁 15g，合欢皮 10g，远志 6g，旱莲草 15g，土茯苓 18g，杜仲 15g，牛膝

15g，甘草 3g。14 剂，日 1 剂，水煎，分两次温服。

七诊：2019 年 3 月 25 日。夜寐尚安，纳可，口灼热感已消除，口干口苦，咽中有痰，难咯出，无咳嗽，胸痛除，大便成形、日 2～3 次。舌淡红、边有齿印，苔薄白，脉细弦。

处方：百合 15g，女贞子 15g，灵芝 30g，山药 15g，乌药 15g，白芍 10g，生地黄 15g，杜仲 15g，牛膝 15g，续断 10g，当归 10g，狗脊 10g，旱莲草 15g，珍珠母 30g，酸枣仁 15g，柏子仁 15g，甘草 3g。14 剂，日 1 剂，水煎，分两次温服。

按语： 本案之不寐，证属心肾不交，病位在心肾。肾水亏虚，不能上济于心，心火炽盛，不能下交于肾，故治以交通心肾，养心安神。处方中以女贞子、黑豆、黄精滋阴补肝肾，以白芍、珍珠母柔肝安神；以百合、生地黄、牡丹皮、栀子清心除烦，凉血安神；首乌藤养心安神。三诊、四诊出现纳食差、时恶心欲呕，则加四君子汤；出现腰痛腰酸，则用杜仲、牛膝强腰膝、补肝肾。

心　悸

林某，女，35 岁。初诊日期：2016 年 7 月 28 日。

主诉：心悸 6 年，加剧 1 个月。

患者近 6 年来无明显诱因出现阵发性心悸。现患者妊娠 28 周，近 1 个月出现心悸胸闷，右侧胸痛，连及后背，左上肢痛，汗稍多，纳差，易便溏，晨起呕吐，咳嗽，痰多，痰白难以咯出，头晕，寐差，口干不苦，无恶寒、发热。舌红，苔微黄，脉细数。查心脏彩超示二尖瓣前叶（轻度）脱垂。动态心电图示窦性心律不齐，交界性逸搏心律，房性早搏，心率增快时（心率＞100次/分）ST段压低，主要表现在Ⅱ、Ⅲ、aVF、V_4～V_6导联。糖耐量试验示血糖4.31mmol/L，餐后1小时血糖10.89mmol/L，餐后2小时血糖10.6mmol/L。

辨证：心脾两虚。

治法：益气健脾，养心安神。

处方：归脾丸合生脉散加减。太子参15g，麦冬10g，五味子6g，黄芪15g，黄芩10g，白芍10g，菟丝子10g，生地黄15g，川贝母6g，白术10g，茯神10g，木香6g，甘草3g，百合10g。5剂，日1剂，水煎，分两次温服。

二诊：2016年8月1日。患者的手臂及腕部出现皮疹。舌红，苔厚黄，脉细数。

处方：太子参15g，麦冬10g，五味子6g，酸枣仁12g，柏子仁12g，黄芪15g，白术10g，防风6g，芋环干18g，土茯苓18g，黄芩10g，白芍10g，生地黄15g，甘草3g，川贝母6g。7剂，日1剂，水煎，分两次温服。

三诊：2016年8月8日。患者妊娠30周，胎动明显频繁。皮肤红疹渐消，不痒，心悸，胸闷，稍胸痛，右侧头痛，咽痛，咽中有痰，色白质稀，晨起呕吐，纳可，易饥，便溏、日二三行，小便调，汗出，疲乏，口干不苦。舌淡红，苔微黄，脉细数。

处方：生晒参15g，白术15g，茯神15g，陈皮6g，法半夏6g，神曲15g，菟丝子10g，桑寄生10g，黄芩10g，炒白芍15g，川贝母6g，麦芽30g，谷芽30g，山药15g，甘草3g。7剂，日1剂，水煎，分两次温服。

四诊：2016 年 8 月 15 日。患者妊娠 32 周，阴道有少量出血。皮疹消失，心悸，胸闷，腰酸，小腹有下坠感，纳可，寐欠安，大便不成形，日一行，欲咳嗽，咽中有痰、质白稀，鼻塞，口干不苦。舌淡红，苔少微黄，脉细数。

处方：生晒参 15g，白术 15g，茯神 10g，黄芪 18g，桑寄生 10g，菟丝子 10g，川贝母 4g，艾叶 6g，升麻 6g，郁金 10g，女贞子 15g，旱莲草 15g，甘草 3g。7 剂，日 1 剂，水煎，分两次温服。

五诊：2016 年 8 月 22 日。患者妊娠 33 周，胎动，阴道未再出血。心悸，腰稍酸，少腹坠，鼻塞头痛，咳嗽痰白，咽痛，稍畏冷，汗多，无发热，口干不苦，纳差，寐欠佳，尿频，大便不成形，日一行。舌稍红，苔微黄，脉滑缓。

处方：生晒参 15g，白术 15g，茯神 15g，黄芪 18g，防风 6g，板蓝根 15g，菟丝子 10g，炒白芍 10g，川贝母 4g，艾叶 6g，桑寄生 12g，当归 6g，生地黄 12g，甘草 3g，麦冬 15g。3 剂，日 1 剂，水煎，分两次温服。

按语：本案患者为青年女性，平时有阵发性心悸，近 1 个月出现心悸胸闷较频繁。中医诊断为心悸，西医诊断为心律失常—交界性逸搏心律。杜建教授认为，本案证属心脾两虚，治以益气健脾，养心安神。因患者处于孕晚期，气血耗伤，则心悸加重。方以生脉散加减。生脉散养心阴，益心气；茯神宁心安神；黄芪、甘草益气健脾；谷芽、麦芽健脾消食，以助胃纳。患者出现皮疹，则予芋环干、土茯苓消疹止痒；桑寄生、菟丝子、艾叶、黄芩补肾安胎。诸药合用，血虚得养，脾弱得健，心神得安，则病愈胎安。

脾胃系病证

胃　痛

病例 1

李某，男，55 岁。初诊日期：2019 年 3 月 22 日。

主诉：反复中上腹疼痛 3 年，加重 1 周。

患者 3 年来中上腹部反复疼痛，近 1 周加重。现胃脘部闷痛、压痛，无反跳痛，恶心，口干，咽干，纳可，大便每日 5～6 次，量少。舌淡红，苔微黄，脉沉缓。2018 年 7 月 20 日胃镜检查示贲门口黏膜隆起（炎症存疑），慢性萎缩性胃炎。2018 年 9 月 12 日查 HP（－）。2018 年 7 月 20 日肠镜检查示乙状结肠息肉，现已切除。

辨证：寒热错杂。

治法：调和肠胃，消痞散结。

处方：半夏泻心汤合左金丸加减。吴茱萸 3g，黄连 6g，黄芩 10g，木香 6g，砂仁 6g，陈皮 6g，法半夏 6g，生晒参 15g，白术 15g，茯苓 15g，何首乌 15g，延胡索 15g，神曲 10g，柴胡 10g，枳壳 15g，白芍 10g，甘草 3g。5 剂，日 1 剂，水煎，分两次温服。

按语：本案患者因胃脘部闷痛就诊，伴恶心、口干、咽干，大便每日5～6次、量少，舌淡红苔微黄，脉沉缓。脾胃居中焦，为阴阳升降之枢纽，脾为阴脏，其气主升，胃为阳腑，其气主降，升降失常，故上见恶心、下见肠鸣下利；气机升降失调，气郁化热，阴津匮乏，故见口干、咽干。治当调和肠胃，消痞散结，方选半夏泻心汤合左金丸加减。方中人参、白术、茯苓、甘草益气健脾，陈皮、法半夏、木香、砂仁理气和胃，黄连、黄芩清热燥湿，柴胡、枳壳、白芍、吴茱萸疏肝理气，延胡索行气止痛，神曲健胃和中，甘草尚可调和诸药。

病例2

陈某，女，40岁。初诊日期：2018年5月12日。

主诉：反复胃脘痛5年余。

患者5年多来，反复出现胃脘闷痛，有灼热感，伴纳差，嗳气，时有反酸，口干不苦，小腹痛，肛门有坠胀感，大便软、日行一二次，小便时有灼热感、色黄，疲乏，偶有头晕、胸闷。舌淡暗红，苔黄厚，脉弦。

辨证：寒热错杂。

治法：辛开苦降。

处方：半夏泻心汤合左金丸加减。吴茱萸3g，黄连6g，黄芩10g，生晒参15g，白术15g，茯苓15g，陈皮6g，法半夏6g，黄芪18g，升麻6g，柴胡6g，木香6g（后下），玉米须18g，山楂15g，台乌药15g，甘草3g。7剂，日1剂，水煎，分两次温服。

按语：杜建教授治疗胃痛患者，常予辛开苦降之法，用半夏泻心汤合左金丸加减。本案患者出现头晕、疲乏，故在方中加用黄芪、升麻、柴胡以补气升提。该方在苦降的同时，必须给邪以出路，故用玉米须、茯苓利水渗湿，邪从小便出。

病例3

何某，男，65岁。初诊日期：2018年10月11日。

主诉：反复胃脘痛20余年。

患者反复胃脘胀痛20余年，伴小腹时痛，纳可，口干、口苦，易疲乏，寐尚安，大便成形、日1次，小便尚可。舌淡红，苔薄白，脉缓偏沉。

辨证：脾气亏虚。

治法：健脾益气，疏肝止痛。

处方：六君子汤合四逆散加减。生晒参15g，白术15g，茯苓15g，陈皮6g，法半夏6g，柴胡10g，白芍10g，枳壳10g，山楂15g，黄芪18g，升麻6g，当归10g，枸杞子15g，山茱萸15g，台乌药15g，甘草3g。7剂，日1剂，水煎，分两次温服。

按语：本案患者年老体弱，脾胃亏虚，不通则痛，故表现为胃脘部胀痛、疲乏，治疗时应注重补气健脾、疏肝理气，故用六君子汤补气，四逆散疏肝，山楂健胃消食。方中的黄芪、升麻为补中益气汤之意，益气升提。患者为老年人，脉沉缓，考虑为肝肾亏虚，故加用枸杞子、山茱萸补肾，体现杜建教授治疗老年病注重补肾之法的思想。台乌药理气止痛，针对疼痛患者，为对症处理。

便　　秘

郭某，男，75岁。初诊日期：2018年6月2日。

主诉：大便欠畅3年余。

患者大便欠畅3年余，先干后软，3日一行，纳可，时嗳气，口时干、不苦，无腹部不适，小便尚可，寐欠安，稍疲乏，稍畏寒，无腰酸。舌暗红，苔剥，脉沉近数。

辨证：阴液不足，肠失濡润。

治法：养阴增液，润肠通便。

处方：玄参15g，麦冬15g，天冬15g，生地黄15g，黄芪18g，女贞子15g，瓜蒌15g，槟榔15g，枳实15g，火麻仁10g，决明子10g，郁李仁10g，沙参15g，玉竹15g，甘草3g。7剂，日1剂，水煎，分两次温服。

按语：杜建教授认为，老年患者肾气渐衰，阴液不足，运化无力，常出现便秘。治法应养阴增液、润肠通便，以增水行舟。方用增液汤、天冬养阴增液，黄芪、女贞子补气养阴，瓜蒌、槟榔、枳实运气通肠，火麻仁、决明子、郁李仁润肠通便，沙参、玉竹益气养阴。

痞　满

病例1

陈某，女，62岁。初诊日期：2019年7月5日。

主诉：反复胃胀痛20余年，加重3月余。

患者20多年来，出现反复胃胀痛，近3个月来胃痛加重，伴胀感、嗳气、肠鸣，纳呆欲吐，餐前、餐后表现相同，大便每日1～2次，尚成形。舌淡红稍暗，苔白厚中间黄，脉细弦。昨日胃痛累及下腹部，以阵痛为主。2019年5月7日查

HP（－），病理检查示（胃窦小弯）黏膜慢性炎症伴个别腺体肠腺化生，考虑慢性萎缩性胃炎。查血糖升高，未予治疗。既往有慢性萎缩性胃炎伴肠化、胆道蛔虫病、胆囊炎病史。

辨证：寒热错杂。

治法：寒热平调，和胃降逆。

处方：半夏泻心汤合四逆散加减。法半夏6g，黄连6g，黄芩10g，生晒参15g，白术15g，茯苓15g，木香6g，砂仁6g，台乌药15g，柴胡10g，白芍12g，枳壳15g，神曲15g，延胡索10g，山楂15g，鸡内金10g，甘草3g。7剂，水煎，日1剂，早晚餐后温服。

二诊：2019年7月12日。患者服上药后，胃脘胀痛减轻，时打嗝、嗳气，无反酸，口苦，口不干，胃纳好转，寐尚可，无疲乏，二便自调，胸部时有闷痛，后背痛。舌暗红，苔薄黄偏干，脉细。

处方：法半夏6g，黄连6g，黄芩10g，党参15g，白术15g，茯苓15g，柴胡15g，白芍10g，枳实10g，木香6g，陈皮6g，山楂15g，石斛15g，川厚朴10g，苍术10g，甘草3g。7剂，水煎，日1剂，早晚餐后温服。

按语： 本案患者有慢性萎缩性胃炎伴肠化、胆道蛔虫病、胆囊炎病史，因反复胃脘胀痛前来就诊，伴胀感、嗳气、肠鸣，纳呆欲吐，餐前餐后表现相同，大便每日1～2次。证属寒热错杂，治以寒热平调、和胃降逆为法。方予半夏泻心汤合四逆散加减。生晒参、白术、茯苓、甘草益气健脾，法半夏、木香、砂仁理气和胃，黄连、黄芩清热利湿，柴胡、枳壳、白芍、台乌药疏肝理气，神曲、山楂、鸡内金消食导滞，延胡索止痛。

患者服药后胃脘胀痛减轻，继续以健脾和胃降逆为法，予前方加平胃散加减。方中加用石斛滋阴清热生津，川厚朴、苍术降气健脾燥湿。患者经治疗后，诸症均有好转。

病例 2

林某，女，56 岁。初诊日期：2018 年 12 月 23 日。

主诉：反复胃脘胀满 10 余年。

患者 10 多年来反复出现胃脘部胀满，恶心欲呕，纳食时好时差，伴嗳气、反酸，时吐涎沫，口干不苦，大便量少质干，3 日一行，小便频急、色黄、有泡沫，时有小便失禁，疲乏，寐欠安，畏寒，背凉，前额痛，耳胀，鼻塞，无流涕，腰痛，肘、膝及足趾关节痛，已绝经，无性情急躁。舌淡红，苔厚黄，脉细弦。

辨证：湿热困阻，气机不利。

治法：调和肝脾，消痞散结。

处方：吴茱萸 3g，黄连 6g，黄芩 10g，生晒参 15g，白术 15g，茯苓 15g，陈皮 6g，法半夏 6g，柴胡 10g，白芍 10g，枳壳 10g，郁金 10g，香附 10g，川厚朴 10g，丁香 6g，柿蒂 12g，甘草 3g。7 剂，日 1 剂，水煎，分两次温服。

按语：杜建教授认为，痞满多为脾胃升降失常引起，故在治疗上应降阳和阴、升清降浊。常用半夏泻心汤使胃气得降，脾气得升，则中焦痞满得以外解。本案患者应用半夏泻心汤调和肝脾，寒热平调，消痞散结；左金丸泻肝火，开痞结；四逆散、郁金、香附透邪解郁，疏肝理脾；川厚朴、丁香、柿蒂降气止呃；甘草调和诸药。

病例3

林某，女，62岁。初诊日期：2018年9月22日。

主诉：反复胃脘部胀满20余年。

患者反复胃脘胀满20多年，伴嗳气，时反酸，口干不苦，纳可，大便尚可，夜尿3次，寐欠安，入睡难，疲乏。舌淡红，苔黄，脉沉缓。

辨证：脾气亏虚，升降失常。

治法：调和肝脾，辛开苦降。

处方：吴茱萸3g，黄连6g，黄芩10g，生晒参15g，白术15g，茯苓15g，陈皮6g，法半夏6g，柴胡10g，白芍10g，枳实15g，山楂15g，鸡内金10g，神曲15g，木香6g（后下），砂仁6g（后下），甘草3g。14剂，日1剂，水煎，分两次温服。

二诊：2018年10月11日。胃脘胀减轻，左侧胁下痛，嗳气，无反酸，无口干、口苦，纳可，寐欠安，大便尚可，小便频，夜尿3~4次、不黄，无疲乏，畏寒。舌淡红，苔黄，脉沉缓。

处方：吴茱萸3g，黄连6g，黄芩10g，生晒参15g，白术15g，茯苓15g，陈皮6g，法半夏6g，柴胡10g，白芍10g，枳壳10g，木香6g（后下），大腹皮15g，台乌药15g，神曲15g，甘草3g。14剂，日1剂，水煎，分两次温服。

按语：本案患者表现为胃脘胀满、嗳气、反酸，考虑为中焦升降失常，故用半夏泻心汤、左金丸、四逆散辛开苦降，脾升胃降。患者同时伴有疲乏，考虑为脾气亏虚，故用六君子汤补益脾胃，山楂、鸡内金、神曲消食健胃。二诊时患者症状缓解，但出现左侧胁下痛，考虑为气滞所致，故去山楂、鸡内金，加用大腹皮、台乌药行气止痛。

肝胆系病证

胁　痛

病例1

俞某，男，66 岁。初诊日期：2018 年 11 月 19 日。

主诉：反复右胁痛 1 年余。

患者出现反复右胁痛，彩超检查发现胆囊结石，经治疗后仍反复。多方求医未果，后经病友介绍前来就诊。现症见右胁痛，纳可，便调，寐欠安，无疲乏，口不干苦，无发热。舌淡红，苔黄，脉弦。彩超检查示胆囊肿大，胆囊砂样结石，胆总管上段增宽。

辨证：肝胆气滞。

治法：疏肝利胆，通腑排石。

处方：瓜蒌 15g，大黄 3g，柴胡 10g，白芍 10g，枳实 10g，郁金 15g，香附 10g，金钱草 30g，海金沙 15g，鸡内金 10g，延胡索 10g，台乌药 10g，连翘 10g，甘草 3g。7 剂，颗粒剂，每次 1 包，日 2 次，开水冲服。

二诊：2018 年 11 月 26 日。患者药后症减，胁无不适，大便日 1～2 次，背觉舒，腹无不适，无疲劳，寐尚安，口不干苦。舌淡红，苔微黄，脉弦缓。

处方：瓜蒌 15g，大黄 4g，柴胡 10g，白芍 10g，枳壳 10g，郁金 15g，木香 6g，金钱草 18g，海金沙 15g，鸡内金 10g，延胡索 10g，车前草 15g，大腹皮 15g，连翘 10g，甘草 3g。7 剂，颗粒剂，每次 1 包，日 2 次，开水冲服。

三诊：2018 年 12 月 17 日。患者因饮食不慎，食用过于油腻之品，右胁痛发作 1 次，持续 1 分钟，纳可，小便调，大便尚可，寐欠安，无疲乏，口不干苦。舌淡红，苔微黄，脉弦近数。

处方：金钱草 30g，鸡内金 10g，海金沙 15g，黄芪 15g，白术 6g，枳壳 15g，大黄 5g，台乌药 15g，柴胡 10g，白芍 10g，防风 6g，郁金 15g，木香 6g，延胡索 10g，甘草 3g。7 剂，颗粒剂，每次 1 包，日 2 次，开水冲服。

四诊：2019 年 1 月 14 日。患者连续服用中药，现咳嗽有白痰，无流涕，腹无不适，嗳气，无反酸，矢气减，纳可，寐安，大便稍干、日 1～2 次，小便不黄，畏寒，耳鸣，口不干，时口苦。舌淡红暗，苔黄，脉浮缓。

辨证：肝胆气滞，卫气不固，脾虚肺热。

治法：疏肝利胆，通腑排石，益气固表，健脾化痰，清热止咳。

处方：黄芪 15g，白术 10g，防风 6g，金钱草 24g，海金沙 15g，鸡内金 10g，陈皮 6g，法半夏 6g，浙贝母 10g，鱼腥草 15g，黄芩 10g，连翘 15g，党参 15g，茯苓 15g，枳壳 10g，甘草 3g。14 剂，颗粒剂，每次 1 包，日 2 次，开水冲服。

患者连续服用中药近 5 个月，右胁痛未再发作，疗效满意。

按语：胆是中空的囊性器官，内盛胆汁，而胆汁来源于肝，由肝精肝血化生，或由肝之余气凝聚而成。胆汁由胆腑浓缩并贮藏，在肝气的疏泄作用下排泄注入肠中，以促进饮食水谷的消化和吸收。按部位分，肝胆属中焦，按温病病程发展论则肝属下焦。如肝胆的疏泄功能失常，胆汁的分泌排泄受阻，胆汁淤积，郁久形成砂石。本案患者为老年男性，彩超检查发现胆囊结石，故出现反复右胁痛，寐欠安，证属中焦肝胆气滞，治以疏肝利胆、通腑排石，方以四逆散合五金排石汤加减。方中柴胡疏肝，白芍柔肝，枳实、郁金、香附、延胡索、台乌药理气止痛，金钱草、海金沙、鸡内金排石，大黄通腑，瓜蒌润肠助通腑，少佐连翘清热，甘草调中，共奏疏肝利胆、通腑排石之效。需注意的是，按温病理论，肝为风木之脏，若肝阴不足，可致虚风内动，故四逆散中的白芍非常重要，既可配伍柴胡疏肝，又可柔肝，以防理气药过于温燥而伤肝阴，从而影响肝的疏泄，甚至引起下焦的阴液耗伤。其中大黄量少，取其通腑而非泻下之功效，以达通降排石之效，而大黄的用量可随胁痛的轻重及体内腑热的轻重而随症加减。若湿热较重，可加车前草清热利湿，若需加强理气下气作用，可加用大腹皮、木香。患者在治疗期间出现外感咳嗽并伴有嗳气，在益气固表、健脾化痰、清热止咳的基础上保留金钱草、海金沙、鸡内金以继续排石，标本兼治。患者坚持服药，右胁痛未再发作。胆囊结石形成后，排石治疗需要坚持，不要认为胁痛改善即痊愈，需继续服药治疗。

【胆囊结石的饮食建议】

1. 在饮食规律方面，饮食应定时定量，少食多餐，不宜过饱。

2. 在饮食结构上，应保持低脂肪、低胆固醇、高碳水化合物，严格控制肥肉、油炸食品、动物内脏、蛋黄等。因为胆囊结石的形成与体内胆固醇过高和代谢障碍有一定的关系，多吃浓米汤，藕粉可增加肝糖原的储存，保护肝细胞。适当增加蛋白质的摄入，吃一些蛋白质质量较高的食物。每天应吃些瘦肉、水产品、豆类食品。

3. 忌酒、辛辣食物、浓茶、咖啡等。

4. 多吃萝卜、蔬菜及豆制品。萝卜具有利胆作用，并能帮助脂肪的消化吸收。蔬菜含大量维生素。维生素 C 对内脏平滑肌有解痉镇痛作用，可缓解疼痛。不要吃含膳食纤维过高的水果和蔬菜，否则促进肠蠕动而使胆囊更觉疼痛。

5. 少用烹调油。摄入过多脂肪，会使病变胆囊收缩，引起疼痛加剧。

6. 应补充水果和果汁，既利于稀释胆汁，又可弥补炎症造成的津液和维生素损失。

7. 应保持大便通畅。

8. 多饮水，每天 2000mL 左右。

【食疗方建议】

1. 萝卜鸡内金粥

材料：白萝卜 50g，佛手、鸡内金各 10g，生姜 3 片，粳米 100g。

制作：将白萝卜、佛手分别洗净切碎，与粳米同煮为粥。将鸡内金研磨成粉，与生姜片一同加入粥内，搅匀后再煮一二沸即可。

功效：疏肝利胆，行气止痛。

2. 蚌肉玉米须汤

材料：鲜蚌肉 150g，玉米须 30g。

制作：将鲜蚌肉、玉米须洗净，放入锅中后加水，小火煮至熟透，取出蚌肉和玉米须后喝汤。

功效；疏肝利胆，清利湿热。

3. 蒲公英粥

材料：连根鲜蒲公英 30g，粳米 50g，冰糖适量。

制作：将鲜蒲公英洗净、切细，浓煎取汁，入粳米，煮成粥，加冰糖调味即可。

功效：清热解毒利胆。

4. 赤小豆粥

材料：赤小豆 50g，粳米 100g，白糖少许。

制作：先将赤小豆煮至半熟，然后加入粳米熬成粥，调入白糖即可。

功效：清利湿热。

5. 黄芪山药羹

材料：黄芪 15g，山药 150g。

制作：将黄芪熬煮，去渣取药液。将山药切段加入药液中，熬煮 30 分钟，调味即可。

功效：本品可益气健脾。

6. 鲤鱼红豆陈皮汤

材料：鲤鱼 1 条，陈皮 5g，红豆 60g。

制作：鲤鱼洗净，将上述材料同放入锅中，加入适量的清水，熬煮熟烂，调味去骨即可。

功效：疏肝利胆，通利小便。

7. 山楂粥

材料：山楂 10g（鲜山楂可用 20g），橘皮 5g，粳米 100g，白糖适量。

制作：将山楂、橘皮煎水取汁，放入粳米，加适量水后，煮至粥成，加白糖调味即可。

功效：本品可理气健脾，化瘀止痛，但不宜空腹食用，最好先进主食再服。

病例 2

邹某，女，49 岁。初诊日期：2017 年 2 月 18 日。

主诉：反复右胁痛 8 年余。

2009 年患者因胆囊结石行"胆囊切除术"，术后右胁痛未除，长期困扰患者，痛苦不堪，影响生活质量，导致对进食颇有疑虑，遂前来就诊。现症见右胁痛，稍胀，恶心，纳可，寐安，大便欠畅，2 日一行，小便调，疲乏，口干，口稍苦，月经尚调、量中、色黑，有血块，无痛经，末次月经为 2017 年 2 月 17 日。舌淡红，苔薄白，脉细弦。

辨证：肝胆气滞，脾气阴虚。

治法：疏肝利胆止痛，健脾养阴。

处方：柴胡 10g，白芍 10g，枳实 10g，郁金 10g，川楝子 10g，延胡索 10g，金钱草 15g，鸡内金 10g，山楂 15g，党参 15g，白术 15g，茯苓 15g，石斛 10g，玄参 10g，甘草 3g。14 剂，颗粒剂，每次 1 包，日 2 次，开水冲服。

二诊：2017 年 3 月 11 日。药后症减，右胁痛缓，口干减，心中灼热，反酸，嗳气，纳可，寐安，小便急，大便尚可，口干口苦，皮肤时痒。舌淡红，苔薄白，脉细弦。

辨证：肝胆气滞，脾虚兼风湿犯表。

治法：疏肝利胆，健脾益气，祛风除湿。

处方：土茯苓 15g，木贼草 10g，制香附 10g，金钱草 15g，鸡内金 10g，柴胡 10g，白芍 10g，枳实 15g，党参 15g，白术 15g，茯苓 15g，延胡索 10g，乌药 10g，厚朴 10g，郁金 15g，甘草 3g。14 剂，颗粒剂，每次 1 包，日 2 次，开水冲服。

三诊：2017 年 4 月 1 日。服上方后诸症均缓解，仍口干，舌淡红，苔薄，脉弦。前方加木香 6g，决明子 15g。14 剂，颗粒剂，每次 1 包，日 2 次，开水冲服。

2018 年 6 月 26 日患者在营养门诊行体成分检测示体重、肌肉量、骨质均在正常范围内。"膳食＋生活方式"调查显示患者在术后即"全素"饮食，故进行营养饮食指导。

营养干预原则：因患者有轻微腹胀、恶心、右胁痛等症状，饮食给予低脂、低胆固醇、高碳水化合物、高维生素、脱脂的优质蛋白饮食。

一日平衡饮食指导：①适当增加主食的摄入。因需要采取限脂肪的膳食，故增加主食的比例。主食是能量的主要来源，选择容易消化的面食，如面条、花卷、小米糕、发糕、馒头，以及藕粉、软米饭等，每日主食在 300～450g，其中粗粮（山药、土豆、高粱面、荞麦面等）达 50～100g。②多吃蔬菜、水果。蔬菜每日摄入量在 300～500g，种类达 3～5 种。深色蔬菜要达到 50%，如深绿色蔬菜如菠菜、油菜等，深红色蔬菜如西红柿、红辣椒等，紫红色蔬菜如红苋菜、紫甘蓝。烹饪蔬菜宜急火快炒或汤开下菜。菌藻类的膳食纤维含量高，应多食用。水果的每日摄入量为 200～300g，种类达 2～3 种。红色和黄色水果中的胡萝卜素含量较高，枣类、柑橘类、浆果类（猕猴桃、桑椹、沙棘、草莓）中维生素 C 的含量高。可以将蔬菜和水果同时用破壁机榨汁，连同果泥一起喝下，如胡萝卜苹果汁、西芹雪梨汁等。③减少动物性食物的摄入。动物性食物中含有较高的脂肪，应该限制。可选择精瘦肉，每日在 70g 左右。根据患者的疾病阶段和承受能力，可以选择低脂的白肉为主，如鱼肉、鸡肉、鸭肉等。忌食肥肉、动物皮、动物内脏、部分海鲜等。鸡蛋每日 1 个，因蛋黄的胆固醇含量较高，应慎用。鸡蛋不宜油煎食用。控制食用油摄入，每人每日的用油量从 15g 开始，到 25～30g（31～38mL），具体用量根据患者的承受能力而定。尽量选用植物油，少用动物油脂。④奶制品、豆制品的摄入。奶制品选择低脂酸奶。因黄豆容易产气，故尽量选择食用豆制品，如豆腐、豆腐脑、腐竹、香干、水豆腐等，不宜食用油炸豆制品。⑤少用刺激性食物和产气食物。产气食物如牛奶、洋葱、蒜苗、萝卜、黄豆等；刺激性食物如辣椒、咖喱、芥末、酒、咖啡等。⑥宜少量多餐。每日至少三餐，定时定量，也可采取五餐。

四诊：2018 年 12 月 6 日。患者服药期间，右胁痛均未发作，停药后仍时有反复，但疼痛程度明显减轻，遂间断服用中药颗粒剂，或日 1 次，或数日 1 次。现右胁无痛，唇有小疱，已结痂，时有口腔溃疡，腹无不适，纳可，入睡尚可，易早醒，便调，口干不苦，心烦，无畏寒，末次月经为 2018 年 10 月 5 日。舌淡红，苔薄少白，脉细弦。

辨证：肝胆气滞，阴虚火旺。

治法：疏肝利胆，养阴降火。

处方：金钱草 18g，海金沙 15g，鸡内金 10g，百合 15g，女贞子 15g，白芍 10g，柴胡 10g，枳壳 10g，玄参 15g，麦冬 10g，当归 10g，郁金 10g，制香附 10g，赤小豆 10g，甘草 3g。14 剂，颗粒剂，每次 1 包，日 2 次，开水冲服。

按语： 本案患者为中年女性，因胆囊结石行"胆囊切除术"，术后右胁痛未除。现症见右胁痛，稍胀，恶心，大便欠畅，2 日一行，疲乏，口干，口稍苦。患者中焦胆腑已切除，但肝胆之气仍在，且不顺畅，故不通则痛。辨其病位在中焦、气分，证属中焦肝胆气滞，脾气阴虚，治以疏肝利胆，健脾养阴。方用四逆散合金铃子散、四君子汤加减。方中柴胡、白芍、枳实、甘草即四逆散，合川楝子、延胡索即金铃子散，加郁金疏肝利胆止痛，加金钱草、鸡内金清利肝胆湿热，预防肝内胆管结石再生，加党参、白术、茯苓即四君子汤健脾益气，石斛、玄参养阴，山楂消食，促进消化。二诊患者右胁痛缓，出现皮肤时痒，考虑为风湿犯表所致，卫气同病，故在原方基础上加土茯苓、木贼草疏风除湿止痒，并加用乌药、厚朴行气止痛。三诊患者症状减轻，"膳食＋生活方式"调查显示患者术后"全素"饮食，遂在前方加减续服的基础上，进行膳食营养指导。服药后，右胁痛均未发作，停药后仍时有反复，但疼痛大为减轻，遂间断服用中药颗粒剂。四诊时患者出现唇小疱，时有口腔溃疡，口干，心烦，考虑兼有下焦阴虚火旺，故加百合、女贞子、白芍、玄参、麦冬滋下焦肝肾之阴以降火，赤小豆利水以清热，则诸症缓解。而四逆散加郁金、金钱草、鸡内金疏肝利胆，治疗中焦肝胆气分证的治则始终贯穿全程，以达解决患者术后胁痛的目的。

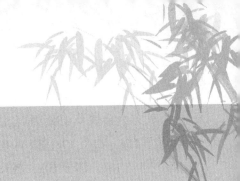

肝 着

病例1

陈某，女，50岁。初诊日期：2018年5月30日。

主诉：脐周不适3天。

患者5年前确诊"乙肝小三阳"，未行诊治，复查CT时发现肝硬化、慢性胆囊炎、胆汁淤积、双肾多发囊肿。患者担心病情进一步发展，四处问询，经介绍前来就诊。现症见脐周不适，纳可，无恶心欲呕，小便灼热感、色稍黄、不痛，大便欠畅，需开塞露方行，寐尚安，困倦，疲乏，口稍苦，无畏寒，月经量多，色深红或黑，血块少许，无痛经，乳房胀，末次月经为2018年5月14日。舌淡红、有齿印，苔稍厚黄，脉细弦。

辨证：中焦脾虚，气分湿热，肝气郁滞，血分郁热。

治法：健脾和胃，疏肝理气，清热利湿。

处方：吴茱萸3g，黄连6g，黄芩10g，党参15g，白术15g，茯苓15g，陈皮6g，法半夏6g，木香6g（后下），砂仁6g（后下），柴胡15g，枳壳10g，白芍10g，瓜蒌15g，台乌药15g，甘草3g。7剂，颗粒剂，每次1包，日2次，开水冲服。

二诊：2018年6月8日。服药后症状减轻，脐周不适减轻，无恶心呕吐，纳差，厌食蔬菜，大便成形、质软、日1～3次，小便量不多、稍黄，无灼热感，寐浅易醒，多梦，无疲乏，足底痛，口不干苦，无畏寒，微有汗出，面稍黄。舌淡红、有齿印，苔稍厚黄，脉细缓。查血糖 6.27mmol/L，血钠136.9mmol/L，血红蛋白 117g/L。

辨证：中焦气分湿热，肝气郁滞。

治法：疏肝理气，清热化湿。

处方：茵陈 10g，藿香 10g，川厚朴 10g，法半夏 6g，茯苓 15g，神曲 15g，苍术 10g，陈皮 6g，柴胡 10g，白芍 10g，枳壳 10g，金钱草 15g，海金沙 15g（布包），山楂 15g，甘草3g，鸡内金 10g。14 剂，颗粒剂，每次 1 包，日 2 次，开水冲服。

三诊：2018 年 10 月 10 日。患者以上方加减服用，现胃脘不适减轻，稍有胃胀，纳可，寐安，小便尚可，大便欠畅，日 1 次，无疲乏，口不干苦，口甜，近日时有感冒。末次月经为 2018 年 9 月 21 日，月经量中、色红、血块多，乳房时胀。舌淡红、有齿印，苔黄，脉细弦。

处方：醋鳖甲 15g（先煎），白茅根 30g，柴胡 10g，白芍10g，枳壳 15g，瓜蒌 15g，酸枣仁 15g，柏子仁 15g，夏枯草15g，黄芪 30g，白术 15g，防风 6g，海金沙 15g（布包），金钱草 15g，女贞子 15g，旱莲草 15g，甘草 3g，茵陈 15g。21剂，颗粒剂，每次 1 包，日 2 次，开水冲服。

四诊：2019 年 1 月 16 日。按上方加减服用，现腹无不适，右胁时有不适，纳可，寐欠安，入睡难，易醒多梦，小便尚可，大便欠畅、质干，乏便意，疲乏，口不干，时口苦、口甜，有烘热感。舌淡红、有齿印，苔黄，脉细弦。查巩膜无黄染。

处方：醋鳖甲 18g（先煎），金钱草 15g，鸡内金 10g，柴胡 10g，白芍 10g，枳壳 15g，女贞子 15g，枸杞子 15g，山茱萸 15g，茯苓 15g，泽泻 15g，牡丹皮 6g，栀子 10g，甘草 3g，生晒参 15g，茵陈 10g。21 剂，颗粒剂，每次 1 包，日 2 次，开水冲服。

五诊：2019 年 3 月 25 日。按上方加减间断服用，现右胁稍不适，不痛，纳可，寐稍浅，多梦，大便时欠畅、质不干、日 1 次，乏便意，小便不黄，疲乏，口不干苦，口甜，右侧腹部有灼热感。末次月经为 2019 年 3 月 25 日，月经适潮、量不多、咖啡色、血块少，无痛经。舌淡红，苔黄，脉细弦。查血常规、乙肝病毒基因（HBV-DNA）、甲胎蛋白未见异常。彩超检查示肝实质回声增粗，胆囊壁毛糙、增厚，胆囊息肉样病变。

处方：醋鳖甲 18g（先煎），金钱草 15g，鸡内金 10g，柴胡 10g，白芍 10g，枳壳 10g，女贞子 15g，山茱萸 15g，茯苓 15g，泽泻 10g，瓜蒌 15g，牡丹皮 6g，栀子 10g，当归 10g，茵陈 10g，生晒参 15g，白术 10g，甘草 3g。21 剂，颗粒剂，每次 1 包，日 2 次，开水冲服。

按语：本案患者为中年女性，有"乙肝小三阳"病史，查 CT 发现肝硬化、慢性胆囊炎、胆汁淤积。现因脐周不适前来就诊，伴小便灼热感、色稍黄、不痛，大便欠畅，困倦疲乏，口稍苦，证属中焦脾虚，气分湿热，肝气郁滞，血分郁热，故治疗上先予健脾和胃，疏肝理气，清热利湿，方用半夏泻心汤合四逆散加减。方中党参、白术、茯苓、甘草益气健脾，陈皮、法半夏、木香、砂仁理气和胃，黄连、黄芩清热利湿，柴胡、枳壳、白芍、台乌药、吴茱萸疏肝理气，且吴茱萸配黄连为左金丸，合半夏泻心汤共奏辛开苦降、肝脾胃同治之功，佐瓜蒌润肠通便。服药后，患者脐周不适减轻，大便通畅，小便不适改善，继续治以疏肝理气，清热化湿。三诊以藿朴夏苓汤合四逆散加金钱草、海金沙、鸡内金疏肝理气，清利湿热，再以四逆散合六味地黄丸、四君子汤加金钱草、鸡内金、茵陈疏肝理气，清热利湿，补益肝肾，健脾益气，并加用鳖甲入血分而养肝阴，软坚散结。本案先治中焦为主，后治下焦与血分，以肝脾肾同调而改善肝硬化。复查血常规、HBV-DNA、甲胎蛋白未见异常，肝胆彩超未见加重趋势。因患者有乙肝病史，加之肝硬化，需长期中药调理，以期保肝，防止肝硬化继续进展。

【"乙肝小三阳"、乙肝病毒携带者饮食建议】

1. 应给予适量的高蛋白、高膳食纤维、高维生素、高热量、富含硒、低脂肪的饮食，适量的糖类饮食，并注意维生素B和维生素C的补充。多吃产氨低的蛋白质食物，如奶类等，有利于肝细胞的修复和肝功能的恢复。适量的糖类有利于肝糖原的储存，可保护肝脏，维持肝脏的功能。丰富的维生素有利于肝细胞的修复，增强肝脏的解毒能力，提高机体免疫力。

2. 食以清淡、富含营养、易消化为宜，常选用鱼类、瘦肉、蛋类、豆制品、蔬菜、瓜果之类。

3. 选用新鲜无污染的绿色食品，慎用食品添加剂，杜绝霉变及各种腐败变质的食物。

4.忌肥甘厚味，忌过食甜食，忌生冷油腻之品，忌盲目进补，少吃辛辣、油炸食品，禁烟酒。

【食疗方建议】

1. 冬瓜煮黑鱼

材料：黑鱼1尾，连皮冬瓜500g，葱白适量。

制作：将鱼去鳞及内脏，与冬瓜、葱白共加水煲汤，勿加盐，食肉饮汤。

功效：清热解毒，利尿化湿。

2. 枸杞子南瓜粥

材料：大米100g，南瓜50g，枸杞子10g，冰糖适量。

制作：将大米煮沸后，加入南瓜、枸杞子熬粥，最后加入冰糖调味即可。

功效：补益肝肾。

3. 白菜薏苡仁粥

材料：大米100g，薏苡仁15g，芹菜、白菜适量。

制作：大米洗净后，将上述食材同煮粥，适当调味即可。

功效：养肝清热利湿。

4. 八宝粥

材料：党参15g，白术15g，茯苓、山药、芡实、去心莲子、薏苡仁各50g，大枣10枚，糯米100g，白糖适量。

制作：将党参、白术放纱布袋中，与其余各味同入锅中，加适量水，煮30分钟后去纱布袋，加糯米煲粥，以白糖调味。

功效：日常作餐食用，可健脾开胃，行气化湿。

病例2

唐某，男，53岁。初诊日期：2018年3月13日。

主诉：肝硬化、肝癌待排 1 个月。

患者于 10 余年前发现"乙肝"，长期口服恩替卡韦控制病情。1 个月前复查时发现肝硬化、肝癌待排、门脉高压、食管静脉曲张。现症见大便不成形，纳差，寐欠安，易疲劳，口干不苦，下肢肿，皮肤痒。舌淡红，苔微黄，脉弦。查血红蛋白 60g/L，甘油三酯 0.40mmol/L，总胆固醇 2.08mmol/L，总蛋白 69g/L，白蛋白 19g/L。

辨证：下焦肝肾阴虚，中焦脾气虚，血分瘀热。

治法：健脾，补肝肾之阴，清热解毒，活血化瘀。

处方：黄芪 30g，灵芝 30g，女贞子 15g，山药 15g，夏枯草 15g，白花蛇舌草 30g，三棱 10g，莪术 10g，生晒参 15g，白术 15g，茯苓 15g，泽泻 10g，牡丹皮 6g，生地黄 15g，山茱萸 15g，甘草 3g。7 剂，日 1 剂，日 2 次，水煎服。

患者进行"膳食 + 生活方式调查"显示，患者饮食总能量摄入不足；饮食单一、肉类较少，每日不足 50g，以土豆、莲藕为主；蔬菜、水果少。

体成分报告解读：①身高 172cm，体重 62kg，与理想体重（67kg）稍有距离，但仍在正常体重范围（理想体重 ±10%）。对于疾病期的患者，建议适当增加体重 5～8kg，或者不再使体重继续下降。②肌肉量稍低，和能量、摄入蛋白质不足有很大关系。长此以往，容易影响基础代谢和生活自理能力，建议饮食中增加蛋白质的摄入量。肝硬化患者食欲比较差，同时消化吸收能力也有不同程度的下降，一旦出现低蛋白血症时，应补充优质蛋白质及维生素，另外还要预防体重严重下降。

基于"膳食＋生活方式调查"及体成分报告解读，进行营养膳食指导。

营养干预原则：患者体重较轻，应增加总能量的摄入，以优质蛋白、富含维生素、低脂饮食为主。饮食要柔软，避免带骨、带刺及粗糙食物。

一日平衡饮食建议（以下食物以生重计算）：①主食建议：谷类每日总量在300～400g。谷薯类食物主要含丰富的碳水化合物，多选择容易消化、发酵类面食，以满足机体对B族维生素的需要，如素包子、馒头、小米糕、花卷、发糕、面包，还有一些软烂的食物如馄饨、水饺、肉燕、藕粉、龙须面、粥类等。平时食物的制作宜细软，肝病患者凝血机制差，出血很难止住，故患者在食用粗糙食物时极易刺破食管－胃底曲张的静脉，造成消化道出血。食谱举例：鸡丝龙须面、胡萝卜小米粥、大米苹果粥、肉末蔬菜粥、藕粉等。②肉制品建议：肉类含有丰富的优质蛋白，可以选择支链氨基酸丰富的去皮鸭肉、去皮鸡肉、猪瘦肉、精牛肉等，在烹调时一定要把浮油去除，每日摄入量保证在100～150g。含支链氨基酸丰富的海产品如鲫鱼、鲈鱼、海参、海鲫鱼、虾等，不吃无鳞鱼、蟹膏、鱿鱼、乌贼、鱼子、螃蟹等，食物以清蒸、白灼为主，每日摄入量为100g。③鸡蛋、奶制品、豆制品建议：鸡蛋每日1个，不宜油煎、油炸；低脂原味发酵酸奶220mL，或低脂纯牛奶每日1～2袋；豆类制品每日50～80g，如豆腐、豆腐脑、豆干等。因黄豆容易产气，尽量少吃未加工的黄豆，可选择豆制品。④蔬菜建议：蔬菜的每日摄入量应达到300～500g，其中深色的叶菜要达到50%，多颜色蔬菜搭配，避免容易产气和粗纤维的韭菜、洋葱、胡椒、大蒜、桂皮、芹菜、生萝卜、笋等。⑤水果建议：水果的每日摄入量达 200～300g。维生素对肝病患者非常重要，维生素 C 直接参与肝脏的代谢，促进肝糖原的合成，增加体内维生素 C 的浓度，可以保护肝细胞。因此，肝病患者应该选择含维生素 C 丰富的水果，如猕猴桃、橙子、蓝莓、草莓等。另外，一些脂溶性维生素对肝脏也有不同程度的保护作用，肝病患者应多食用新鲜的水果、蔬菜。蔬菜、水果可以榨汁饮用（提示：如发生低钾血症时要多选择含钾丰富的水果）。⑥油、盐建议：尽量清淡、少油、少盐，避免过多摄入油脂，增加肝脏负担。油的摄入以每日 20～25g 为宜，尽量选择富含不饱和脂肪酸的植物油，如茶油、橄榄油、亚麻籽油、黑芝麻油。盐的摄入每日不超过 4g。

忌用或少用的食物：①忌用各种酒类和含酒精的饮料。②忌用辣椒、芥末、胡椒、咖喱粉等辛辣刺激性食物和调味品。③忌用肥肉及油煎、油炸、滑溜等高脂肪食物。④少用韭菜、芹菜、豆芽、藕、燕麦及各种粗加工粮食等含粗纤维多的食物，发生食管 - 胃底静脉曲张的患者禁用。⑤少用干豆类、薯类、萝卜、碳酸型饮料等产气多的食物，肝功能失代偿期、腹胀明显者忌用。

食疗方：①健脾鸡脯肉汤：健脾茶包 2 包，鸡脯肉 150g。将鸡脯肉剁碎成泥，加 100mL 水入锅隔水炖熟，起锅前放入健脾茶，闷 10 分钟左右，调味即可。该汤可健脾养胃，缓解食欲不振。②绿豆夏枯草煲猪肉：绿豆 50g，夏枯草 10g，猪肉 100g，煲汤常规食用，有清热解毒、保肝的作用。③玉米须饮：玉米须 20g，黄芪 6g，玉竹 6g，煮水饮用，有清肝利水补虚的效果。

按语：本案患者为中年男性，有"乙肝"病史，因复查发现"肝硬化、肝癌待排、门脉高压、食管静脉曲张"前来就诊，症见大便不成形，纳差，寐欠安，易疲劳，口干，下肢肿，皮肤痒，辅助检查血红蛋白、白蛋白低。患者病程久，邪伏血分，中下焦皆虚，证属下焦肝肾阴虚，中焦脾气虚，血分瘀热。治以健脾，补肝肾之阴，清热解毒，活血化瘀。方用扶正清解方合四君子汤、六味地黄丸加三棱、莪术。方中六味地黄丸肝肾同补，扶正清解方益气养阴，同调气分、血（阴）分，三棱、莪术破血分之瘀热。对于此类患者，杜建教授非常重视指导患者的营养调理：增加总能量摄入，多食用优质蛋白、维生素丰富、低脂、益气养阴、补血的食物，以期改善患者血红蛋白、白蛋白低的问题。因患者存在食管静脉曲张问题，故建议食物须柔软，禁止带骨、带刺的食物。建议口服肠内营养制剂（支链氨基酸型）、蛋白粉、水溶性维生素、膳食纤维以补充营养；并特别告知患者忌用的食物，以免加重病情。经"中药＋营养调理"后，患者易疲劳、纳差、下肢肿有所改善。

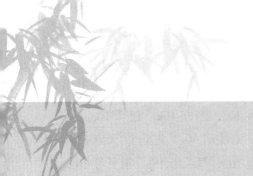

脑系病证

中　风

病例 1

王某，男，51 岁。初诊日期：2018 年 9 月 5 日。

主诉：左侧肢体偏瘫、语言謇涩 1 年余。

2018 年 6 月，患者因昏迷于急诊行 CT 检查发现右大脑中动脉瘤、右侧基底节区脑出血破入脑室，行"右侧大脑中动脉瘤开颅夹闭术 + 血肿清除 + 去骨瓣减压 + 颅内压探头置入手术"，术后神志转清。进一步检查诊断为脑积水，右侧基底节、额叶、颞叶、顶叶、枕叶、岛叶及放射冠区脑软化灶，右侧椎体束变性，高血压病，肩袖肌腱损伤，焦虑状态，癫痫样发作，双乳头炎。经康复治疗后，偏瘫、语言謇涩改善不明显，患者情绪抑郁、较悲观，经朋友介绍后前来就诊。现症见神清，语言謇涩，左侧肢体偏瘫，无法站立，端坐不稳，头晕，时头痛，癫痫未再发作，手足麻，大便欠畅，需开塞露方行，2 日一行，小便时痛、色黄，纳可，寐尚安，疲乏，口干不苦，下肢痛。舌淡红，苔厚黄，伸舌左斜，脉沉缓。

辨证：下焦肝肾不足，肝风内动，气滞血瘀，经络不通。

治法：平肝息风，行气活血。

处方：地龙干20g，黄芪30g，当归10g，白芍10g，川芎6g，生地黄15g，钩藤15g，石决明30g（先煎），天麻15g，瓜蒌15g，决明子15g，路路通10g，丝瓜络15g，浙贝母10g，神曲15g，甘草3g。7剂，日1剂，日2次，水煎服。

二诊：2018年9月12日。患者神清，言语謇涩，乏力，头晕，左侧肢体偏瘫，左下肢痛，手足麻，纳可，寐安，大便欠畅，需"开塞露"方行，现已3日未排便，小便黄，口干口苦。舌淡红，苔厚黄，伸舌左斜，脉沉缓。

辨证：下焦肝肾不足，肝风内动，气滞血瘀，经络不通。

治法：补肾平肝息风，行气活血。

处方：地龙干20g，黄芪30g，当归15g，白芍15g，熟地黄15g，川芎10g，杜仲15g，牛膝15g，丹参15g，赤芍10g，益智仁15g，续断10g，瓜蒌15g，槟榔15g，枳壳15g，柴胡10g，甘草3g。7剂，日1剂，日2次，水煎服。

三诊：2018年9月26日。神清，头晕、头痛减轻，乏力反复，左侧肢体偏瘫，流涕白，咳嗽有痰，难咯出，无发热，汗出，纳可，寐尚安，嗳气反酸，大便欠畅稍缓，但仍需"开塞露"方行，小便黄，畏寒，口不干，口苦，健忘。舌淡红，苔黄前剥，伸舌左斜，脉沉缓。查血压120～133/82～93mmHg。

处方：地龙干20g，黄芪30g，当归10g，白芍10g，熟地黄15g，川芎6g，杜仲15g，牛膝15g，丹参10g，赤芍10g，续断10g，龙葵15g，山茱萸15g，泽泻15g，茯苓15g，山药15g，甘草3g。14剂，日1剂，日2次，水煎服。

四诊：2018年12月19日。以上方加减连续服用，现患者咳嗽减轻，有白痰，鼻涕白，无畏寒，情绪稍改善，头晕头痛未再发作，纳可，寐尚安，大便欠畅稍缓，需"开塞露"方行，小便时黄，夜尿多，疲乏，口不干，口苦，左侧肢体乏力稍缓。舌淡红，苔厚前剥，伸舌左斜，脉沉弦。

处方：地龙干 20g，黄芪 30g，当归 10g，白芍 10g，熟地黄 15g，川芎 6g，石菖蒲 10g，郁金 10g，浙贝母 10g，胆南星 6g，牛膝 15g，全蝎 6g，丝瓜络 15g，杜仲 15g，瓜蒌 18g，决明子 15g，枳实 15g，槟榔 10g，甘草 3g。7 剂，日 1 剂，日 2 次，水煎服。

五诊：2019 年 3 月 22 日。以上方加减连续服用，现患者小便难解，尿痛、尿急，无尿频，无畏寒，发热，腰痛，纳差，左侧肢体肌力较前好转，时头痛，以左侧头颞部为主，有抽动感，不喜言语，偶有痰咳出、色白，无咽痛、咽痒，打喷嚏，口干口苦，大便难解，需"开塞露"方行。舌淡红，苔中后腻，脉细弦。1 个月前查尿常规未见异常。

处方：地龙干 20g，丝瓜络 10g，黄芪 30g，石菖蒲 10g，郁金 10g，生晒参 15g，白术 15g，杜仲 15g，牛膝 15g，何首乌 15g，枸杞子 15g，瓜蒌 18g，决明子 15g，山茱萸 15g，枳实 10g，火麻仁 15g，甘草 3g。7 剂，日 1 剂，日 2 次，水煎服。

按语：本案患者为中年男性，就诊时已属中风后遗症期，长期于康复医院康复治疗。症见语言謇涩，左侧肢体偏瘫，无法站立，端坐不稳，头晕，时头痛，手足麻，疲乏，下肢痛。证属下焦肝肾不足，肝风内动，气滞血瘀，经络不通，治以平肝息风，行气活血。方用补阳还五汤合平肝息风的中药。方中黄芪补益元气，以气旺血行，当归、白芍、川芎、生地黄养血行血，地龙干、路路通、丝瓜络通经活络，钩藤、天麻平肝息风，石决明重镇息风，浙贝母化痰，瓜蒌、决明子润肠通便，神曲消食健脾，甘草和中。中风后遗症是一个慢性病程，需要较长时间的治疗，故治法不变，仅根据患者的症状在药物上稍作调整，或加杜仲、牛膝、续断补益肝肾，滋水涵木，并强筋骨，或加丹参活血化瘀，或加枳壳、柴胡配伍白芍疏肝解郁，益智仁摄唾止涎，或加山茱萸、泽泻、茯苓、山药、何首乌、枸杞子补肾养肝，或加龙葵加强平肝作用，或加石菖蒲、郁金、胆南星化痰开窍，或加全蝎入络通络并息风。经治疗后，患者的左侧肢体肌力较前好转，语言謇涩稍有改善，但不喜言语，虽然症状时有反复，但有改善的趋势。另外，杜建教授认为在治疗中风后遗症患者时，要不忘疏肝解郁，并要鼓励患者积极锻炼，才能改善情绪悲观、抑郁的问题，提高患者的康复积极性。

病例 2

黄某，男，50 岁。初诊日期：2018 年 1 月 23 日。

主诉：四肢乏力 1 年余。

2016 年 8 月 12 日，患者因突发头晕、胸闷、乏力而急诊，诊断为双侧多发脑梗死、主动脉夹层动脉瘤（Ⅱ型），于 2016 年 8 月 14 日行"升主动脉人工血管置换术"，术后出现神志不清、昏迷状态。后经住院治疗，神志转清，诊断为双侧多发脑梗死恢复期，急性缺血缺氧性脑病，血管性痴呆，主动脉夹层动脉瘤（Ⅱ型）术后，高血压病（3 级，极高危），高血压性心脏病，主动脉及冠状动脉硬化症，肺部感染治疗后，副鼻窦炎，右侧乳突炎症，右肾小结石，前列腺钙化，低蛋白血症，高尿酸血症，轻度贫血，临时心脏起搏器植入术后。患者经康复治疗后四肢乏力改善不明显，情绪比较悲观，有放弃康复的念头，经病友介绍前来就诊。现症见四肢乏力，语言稍欠流利，头晕，无视物旋转，面部多发丘疹，色红、痒、脱皮，纳差，食量少，寐欠安，入睡难，昼夜颠倒，便调，疲乏，口不干苦，无畏寒，汗可，无胸闷心悸。舌淡红暗紫、有齿印，苔厚腻黄，脉弦偏沉迟。查血压 140/90mmHg。

辨证：下焦肝肾阴虚，气虚血瘀。

治法：补益肝肾，益气活血。

处方：生晒参 15g，麦冬 10g，五味子 6g，川芎 10g，赤芍 10g，钩藤 15g，天麻 15g，枸杞子 15g，菊花 10g，丹参 10g，何首乌 15g，山茱萸 15g，茯苓 15g，山药 15g，泽泻 10g，甘草 3g。7 剂，日 1 剂，日 2 次，水煎服。

营养建议：以低盐、低脂、低胆固醇、高膳食纤维食物为原则。

一日平衡饮食指导（食物克数以生重计算）：①主食选择易于消化的谷类，如大米粥、小米粥、挂面、面条、面片、馄饨、面包等，每日摄入量为 300～400g。可适当添加膳食纤维高的粗杂粮，如燕麦、小米、荞麦等。②多选用含脂肪少、蛋白质高的鱼类、去皮家禽、瘦肉、牛肉、海参、海蜇等，每日摄入量为 50～75g。因海鱼的脂肪中含有多种不饱和脂肪酸，能够影响人体脂质代谢，降低血清胆固醇和血清甘油三酯。建议每周摄入 2～3 次。③控制胆固醇的摄入，每天应少于 300mg。1 个鸡蛋中的胆固醇含量接近 300mg，应每日半个鸡蛋或每两日 1 个鸡蛋。④适当增加豆制品的摄入，因其低脂，同时含优质蛋白、大豆卵磷脂等各种营养素，对中风患者来说也是较好的一类食物。可以每日摄入不同种类的豆制品，如豆浆 250mL，豆腐 80g，腐竹 30g，以及豆干、千张等，不建议食用油炸豆腐泡、面筋。⑤供给充足的维生素和矿物质。膳食中应注意多吃含镁、铬、锌、钙、硒元素的食物。多吃蔬菜和水果有益于心脏，蔬菜每日摄入以 500g 为宜，其中 50% 为深色的叶菜；膳食纤维每日摄入量以 20~25g 为宜。蔬菜的选择如菠菜、小油菜、胡萝卜、番茄、蒜、蘑菇、洋葱、芹菜、银耳、苋菜、香菇、木耳、海带、紫菜等。水果建议每日 1 个（200g），选择低糖且含钾高的阳桃、苹果、猕猴桃、橙子、莲雾、草莓、樱桃、山楂、香蕉、橘子等。⑥油、盐建议：低油低盐，每日油的摄入量为 20~25g，盐的摄入量为 5g，如患者在治疗过程中，使用脱水剂或利尿剂，可适当增加盐的摄入。⑦进餐应定时定量，少量多餐，每天四餐，晚餐应清淡、易消化。

饮食及生活方式注意事项：①不吃洋快餐，少吃高油烹调饮食、浓茶、咖啡，不吃动物内脏、动物皮、蟹膏、鱼子、软体海产品。②食物保证新鲜，不吃腌制食品，如火腿肠、泡菜、方便面、熏肉、烤鱼等，因这类食物高油高盐，对健康不利。③不吃精制糖，如白糖、红糖、蜂蜜、蛋糕、面包、可乐、果汁等。④定期检测血压和血糖。

食疗方建议：①黑木耳桃仁汤：黑木耳 60g，桃仁 10g，蜂蜜 60g，加水煎煮，适合半身不遂和便秘患者。②川芎红花茶：川芎 3g，红花 3g，茶叶 3~6g，加水煎煮，适合瘀血头痛。③当归茶：当归 6g，川芎 2g，制成当归茶，可补血活血。

患者共服药 35 剂，并配合营养干预，四肢乏力、头晕改善，语言已较流利，对身体康复的信心大增，遂自行停药，继续于当地医院进行康复治疗。

按语： 本案患者为中年男性，为双侧多发脑梗死、主动脉夹层动脉瘤（Ⅱ型）术后，出现四肢乏力、语言稍欠流利、头晕、纳差量少、寐欠安、入睡难、昼夜颠倒、疲乏，故中风后遗症可诊断，证属下焦肝肾阴虚，伴气虚血瘀。治以补益肝肾，益气活血。方用杞菊地黄丸合生脉散加减。方中枸杞子、何首乌、山茱萸、茯苓、山药、泽泻、甘草补肝肾健脾，生晒参、麦冬、五味子即生脉散益气养阴，川芎、赤芍、丹参活血化瘀通络，钩藤、天麻、菊花息风止晕。经中药治疗配合营养支持，患者四肢乏力、头晕改善，语言已较流利，康复的信心增加。杜建教授认为，营养是机体的能量来源，适量的优质营养可加快疾病的恢复且不容易造成病理产物在体内的堆积。而饮食禁忌是防止疾病复发的重要因素。在临床中，医生应嘱咐甚至监督患者执行营养调理，以利于疾病的康复，并防止复发。

眩 晕

病例 1

张某，女，33 岁。初诊日期：2016 年 12 月 21 日。

主诉：反复头晕 3 个月、垂体多发微腺瘤合并出血 20 天。

患者 3 个月前反复出现头晕，20 天前行检查时发现垂体多发腺瘤合并出血，经西医治疗后头晕症状反复，遂前来就诊。现症见时头晕头痛，患者平时急躁易怒，易紧张，口干，纳可，饥饿时胃脘痛，寐差，难入寐，二便自调，近日感冒，出现咽痛、流清涕。月经延期，月经周期30～60日，经期7日，量中，经前下腹痛、腰痛及乳房胀痛，末次月经为2016年10月30日。舌淡红、边有齿痕，苔白厚，脉弦细近数。查血清泌乳素增高。

辨证：血虚生风，脉络损伤。

治法：养血止血息风。

处方：钩藤15g，天麻15g，川芎10g，赤芍10g，谷芽、麦芽各30g，白芍10g，当归10g，地龙20g，枸杞子15g，菊花10g，仙鹤草15g，三棱10g，莪术10g，侧柏叶15g，甘草3g，紫苏叶10g。7剂，日1剂，日2次，水煎服。

二诊：2016年12月28日。患者时头晕、头痛，腰痛，月经推后未至，急躁易怒，纳可，寐安，二便调，无疲乏，口干不苦，下肢酸。舌淡红，苔白，脉细弦。

处方：钩藤15g，天麻15g，川芎10g，赤芍10g，鸡冠花10g，芡实15g，仙鹤草15g，三棱10g，莪术10g，当归10g，地龙干10g，侧柏叶15g，桃仁10g，红花6g，甘草3g。10剂，日1剂，日2次，水煎服。

三诊：2017年1月18日。药后症减，头痛、头晕时作，夜难入寐，醒后难再寐，月经未至，时腰酸、腰痛，口干，急躁易怒，纳可，大便黏，日一行，小便调，颜面丘疹时发。舌淡红、边有齿痕，苔白厚，脉细弦。

辨证：气阴血虚，脉络瘀阻。

治法：益气养阴，养血活血。

处方：桃仁 10g，红花 6g，当归 10g，白芍 10g，熟地黄 15g，川芎 10g，杜仲 15g，牛膝 15g，郁金 10g，香附 10g，黄芪 30g，女贞子 15g，灵芝 30g，山药 15g，三棱 10g，莪术 10g，甘草 3g。10 剂，日 1 剂，日 2 次，水煎服。

四诊：2017 年 2 月 8 日。时头痛，夜寐多梦，急躁易怒，月经未至，大便黏，日一行，小便调，颜面丘疹时发，乳房胀。舌淡红，苔白厚，脉细弦。

处方：桃仁 10g，红花 6g，当归 10g，白芍 10g，熟地黄 15g，川芎 10g，杜仲 15g，牛膝 15g，郁金 10g，黄芪 30g，女贞子 15g，灵芝 30g，山药 15g，三棱 15g，莪术 15g，甘草 3g，浮小麦 30g。10 剂，日 1 剂，日 2 次，水煎服。

五诊：2017 年 2 月 22 日。时头痛，急躁易怒，纳可，早醒多梦，小便尚可，手足冰冷，畏寒，腰痛，口不干苦，月经未行，大便黏、成形，1～2 日一行。舌淡红，苔稍厚白，脉细弦。

辨证：气阴血虚，脉络瘀阻，肝风气滞。

治法：益气养阴，养血活血，理气息风。

处方：桃仁 10g，红花 6g，当归 10g，赤芍 10g，生地黄 12g，川芎 6g，郁金 10g，香附 10g，钩藤 15g，白芷 10g，浙贝母 10g，牛膝 15g，酸枣仁 15g，柏子仁 15g，三棱 10g，莪术 10g，黄芪 18g，女贞子 15g，灵芝 24g，甘草 3g。10 剂，日 1 剂，日 2 次，水煎服。

六诊：2017 年 3 月 8 日。时头痛，畏寒，易紧张、受惊、急躁，视物清楚，纳可，夜间恶心欲呕，寐欠安，噩梦，小便尚可，大便黏、日一二行，口干不苦，月经未至。舌淡红，苔白，脉细弦。

处方：桃仁 10g，红花 6g，当归 10g，赤芍 10g，生地黄 15g，川芎 6g，钩藤 10g，白芍 10g，延胡索 15g，台乌药 15g，郁金 15g，酸枣仁 15g，柏子仁 15g，三棱 10g，莪术 10g，黄芪 18g，女贞子 15g，灵芝 18，甘草 3g。7 剂，日 1 剂，日 2 次，水煎服。

按语： 本案患者为年轻女性，以反复头晕 3 个月、垂体多发微腺瘤合并出血 20 天为主诉前来就诊。女子以肝为先天，根据患者的表现，考虑营血不足而生肝风，因内风致眩晕，风动而上冲，致脑中脉络损伤。本病病位在血分、在脑，治以养血止血息风。处方在四物汤养血的基础上加钩藤、天麻、菊花平肝息风。患者为垂体多发微腺瘤合并出血，急者治其标，加用仙鹤草、侧柏叶止血；营血不足常致血行缓慢而致瘀，加用三棱、莪术活血化瘀，以达到止血不留瘀的目的；用地龙通脑之脉络，并配合天麻、钩藤息风；患者近期感冒，少佐紫苏叶疏风散寒。治疗 1 个月后，考虑到患者血止，故去仙鹤草、侧柏叶。患者口干急躁，且久病耗气，考虑除阴血虚外，气分亦伤而气虚，治以益气养阴、养血活血，故在桃红四物汤的基础上加黄芪、山药益气健脾，女贞子、灵芝养阴，杜仲、牛膝补益肝肾，以助血分充足，郁金、香附、延胡索、台乌药理气疏肝，三棱、莪术活血化瘀，以期消瘤。患者睡眠欠佳，故加酸枣仁、柏子仁养心安神。

病例 2

林某，男，89 岁。初诊日期：2018 年 12 月 17 日。

主诉：头晕、乏力 20 天。

患者 20 天前无明显诱因出现头晕、乏力，经治疗缓解不明显。现症见头晕，无视物旋转，乏力，无发热，汗可，纳可，寐尚安，大便调，小便频，夜尿 4～5 次，监测血压正常。舌偏红，苔少，脉沉细。

辨证：中焦脾虚，下焦肾虚。

治法：健脾升清，补肾养阴。

处方：黄芪 30g，白术 10g，陈皮 6g，升麻 6g，柴胡 6g，当归 10g，白芍 10g，生晒参 15g，麦冬 10g，五味子 6g，赤芍 10g，益智仁 15g，钩藤 15g，天麻 15g，杜仲 15g，牛膝 15g，甘草 3g。7 剂，日 1 剂，日 2 次，水煎服。

二诊：2018 年 12 月 24 日。头晕减轻，乏力减轻，咳嗽减轻，咽中有痰，纳差，胃脘胀，大便调，寐欠安，尿频，夜尿 4～5 次，口干不苦，口淡。舌淡红，苔不匀、微黄，脉革。

处方：黄芪 30g，白术 10g，陈皮 6g，升麻 6g，柴胡 6g，当归 10g，白芍 10g，熟地黄 15g，生晒参 15g，茯苓 15g，麦冬 15g，五味子 6g，丹参 10g，枸杞子 10g，益智仁 15g，覆盆子 10g，钩藤 10g，天麻 10g，神曲 15g，甘草 3g。10 剂，日 1 剂，日 2 次，水煎服。

三诊：2019 年 1 月 5 日。头晕减轻，视物模糊，下肢乏力，下肢肿，午后尤甚，咳嗽减轻，痰白，无流涕，无畏寒，纳可，寐欠安，大便干，小便频，夜尿 5～6 次，口干不苦。舌淡红暗，苔薄白，脉革。查下肢凹陷性水肿。查前列腺特异性抗原升高。

处方：黄芪 30g，白术 10g，陈皮 6g，升麻 6g，柴胡 6g，当归 10g，白芍 10g，熟地黄 10g，生晒参 15g，茯苓 15g，丹参 15g, 益智仁 15g, 覆盆子 10g, 钩藤 15g, 天麻 15g, 何首乌 15g, 杜仲 15g, 牛膝 15g, 甘草 3g。7 剂, 日 1 剂, 日 2 次, 水煎服。

四诊: 2019 年 1 月 14 日。头晕时作, 视物模糊, 咳嗽有白痰, 纳可, 寐欠安, 下肢肿, 乏力减, 大便日 1 次、质不干, 小便频, 夜尿 4～5 次, 无畏寒, 口干不苦。舌淡红, 苔薄白, 脉弦缓, 舌下静脉瘀紫。

处方: 生晒参 15g, 麦冬 10g, 五味子 6g, 丹参 10g, 赤芍 10g, 川芎 6g, 枸杞子 15g, 何首乌 15g, 山茱萸 15g, 益智仁 15g, 台乌药 10g, 覆盆子 10g, 黄芪 15g, 升麻 6g, 柴胡 6g, 紫苏子 10g (布包), 浙贝母 10g, 甘草 3g。7 剂, 日 1 剂, 日 2 次, 水煎服。

五诊: 2019 年 1 月 21 日。头晕时作, 视物模糊, 咳嗽痰白, 下肢肿, 乏力减, 纳可, 寐尚安, 小便频, 夜尿 4～5 次, 大便尚可, 口干, 下肢皮肤丘疹、色红、痒。舌淡红, 苔薄白、不匀, 脉革近数。

处方: 生晒参 15g, 麦冬 10g, 五味子 6g, 丹参 10g, 赤芍 10g, 川芎 6g, 芋环干 15g, 土茯苓 15g, 益智仁 10g, 覆盆子 10g, 黄芪 15g, 升麻 6g, 柴胡 6g, 何首乌 15g, 浙贝母 10g, 防风 6g, 甘草 3g。7 剂, 日 1 剂, 日 2 次, 水煎服。

按语: 本案患者为老年男性, 以头晕、乏力 20 天为主诉就诊, 病程虽然不长, 但患者年事已高, 根据临床表现, 考虑为脾肾两虚所致, 治以健脾升清、补肾养阴贯穿始终。方以补中益气汤合生脉散加补肾、息风药治疗。方中重用黄芪 30g, 合生晒参、白术、甘草健脾益气, 麦冬、五味子养阴补气生津、升麻、柴胡升清，陈皮理气运脾，当归、赤芍补血行血，杜仲、牛膝补肾，白芍、钩藤、天麻息风止晕，益智仁补肾固精缩尿，先后天之本并补，中下焦同治。经治疗，患者头晕、乏力均显著减轻，嘱其注意休养，继续服药以巩固疗效。杜建教授认为，老年人年老体虚，肾精常不足，需注重先后天之本并补，养后天以滋先天，以达延年益寿、增强体质、改善生活质量之目的。

病例 3

温某，男，84 岁。初诊日期：2018 年 9 月 22 日。

主诉：反复头晕 2 年。

患者出现反复头晕已 2 年，经治疗后未见明显缓解，仍经常发作，故前来就诊。现症见头晕疲乏，不能久视，气短，下肢沉重感，无水肿，咳嗽止，痰少色黄，流涕，无发热，纳可，口不干，口苦，寐安，大便欠畅、质稍干，日 1 次，小便频、量少。舌淡红，苔微黄，脉革。2005 年行胃癌手术，有肺气肿、肺大疱病史。

辨证：中下焦脾肾两虚，痰热壅肺。

治法：健脾补肾，化痰止咳，疏散风热。

处方：黄芪 30g，白术 10g，防风 6g，党参 15g，紫苏叶 10g，陈皮 6g，前胡 10g，杏仁 6g，茯苓 15g，枸杞子 10g，山茱萸 10g，制何首乌 15g，杜仲 15g，牛膝 15g，赤芍 10g，甘草 3g。7 剂，颗粒剂，每次 1 包，日 2 次，开水冲服。

二诊：2018 年 9 月 29 日。头晕，无咳嗽，痰黄，气短，无流涕，无发热，纳可，寐安，便干、欠畅较前改善，小便频、有泡沫、色不黄，疲乏，口干不苦，下肢重。舌淡红暗，苔微黄，脉革。

处方：鹿角霜 15g，黄芪 18g，白术 10g，高丽参 5g，杜仲 15g，牛膝 15g，紫苏子 10g，桔梗 6g，前胡 10g，益智仁 15g，覆盆子 10g，赤芍 10g，制何首乌 15g，枸杞子 15g，甘草 3g。10 剂，颗粒剂，每次 1 包，日 2 次，开水冲服。

三诊：2018 年 10 月 13 日。头晕气短，手足不灵活，无咳嗽，无痰，纳可，寐尚安，小便频，夜尿 5～6 次，小便稍黄，大便欠畅、一日 1 次，疲乏，口干不苦。舌淡红，苔微黄，脉细弦。

处方：鹿角霜 15g，益智仁 10g，覆盆子 10g，高丽参 6g，杜仲 15g，牛膝 15g，黄芪 18g，白术 10g，防风 6g，麦冬 10g，五味子 6g，钩藤 15g，白芍 10g，制何首乌 15g，甘草 3g，山茱萸 15g，桑椹 15g。10 剂，颗粒剂，每次 1 包，日 2 次，开水冲服。

四诊：2019 年 3 月 7 日。患者按上方加减连续服用，现头晕减轻，发作次数减少，走路时喘，脚重，纳可，大便欠畅，寐安。舌淡红，苔薄白，脉沉缓。

处方：黄芪 30g，女贞子 15g，鹿角霜 15g，枸杞子 10g，沙苑子 10g，菟丝子 10g，山茱萸 10g，茯苓 15g，泽泻 10g，山药 15g，牡丹皮 6g，生地黄 15g，钩藤 15g，天麻 15g，瓜蒌 18g，决明子 15g，火麻仁 15g，甘草 3g。10 剂，颗粒剂，每次 1 包，日 2 次，开水冲服。

按语：患者为老年男性，以反复头晕 2 年为主诉前来就诊，既往有胃癌手术史及肺气肿、肺大疱病史，根据三焦辨证，本病病位在中下焦，根据临床表现，证属脾肾两虚，治以健脾补肾，方以玉屏风散加补肾药治疗。方中黄芪、白术、防风为玉屏风散，加党参益气健脾固表；枸杞子、山茱萸、制何首乌、杜仲、牛膝补肾填精；肺炎治疗后，患者仍有少量黄痰，考虑为痰热壅肺，故加紫苏叶、陈皮、前胡、杏仁、茯苓化痰止咳，疏散风热，并佐赤芍行血，甘草和中。经治疗后患者痰除，但由于患者头晕日久，且年高体虚，故疗程长，长期以健脾补肾法先后天之本同时调理，加用鹿角霜、益智仁、覆盆子、桑椹、沙苑子补肾填精，三诊改用高丽参增强益气健脾的效果。经过近半年的间断调理，患者头晕改善，发作次数减少。

【高血压病的饮食建议】

1. 控制主食摄入量，纠正超重：每日摄入过多的主食使人肥胖，中国营养学会推荐每日摄入主食（谷薯类及杂豆类）250～400g，其中米、面每日250～300g，高粱面、荞麦面、燕麦、玉米面等粗杂粮50～100g，杂豆类（如红豆、绿豆、芸豆等）50～100g。少吃甜食和零食。

2. 多吃蔬菜、水果：蔬菜每日摄入量为300～500g，种类达3～5种。深颜色蔬菜要达到50%，如菠菜、油菜、茼蒿、芹菜等，深红色蔬菜如西红柿、红辣椒等，紫红色蔬菜如红苋菜、紫甘蓝。蔬菜的烹饪应急火快炒或凉拌。水果每日摄入量为200～300g，品种达2～3种。红色和黄色水果中胡萝卜素含量较高。枣类、柑橘类、浆果类（猕猴桃、桑椹、沙棘、草莓）中维生素C及钾含量高，有利于控制血压。

3. 控制动物性食物的摄入：每日摄入禽畜肉类为50～75g，宜选用精瘦肉，少用肥肉、动物皮、内脏等。每周可吃 1～2 次鱼肉，鸡蛋每日 1 个，远离油炸食品。

4. 多吃含钙高的食物：如牛奶、酸奶、奶酪等奶制品，每日可喝 1 袋牛奶，可加酸奶 1 瓶。

5. 控制食用油的摄入：每人每日用油量为 25～30g（31～38mL），尽量选用植物油，少用动物油。

6. 控制盐的摄入：每日食盐摄入量在 3g 左右，所有腌制食物避免食用。

7. 戒烟限酒。

【食疗方建议】

1. 桑椹粥

材料：桑椹 10g，粳米 100g，天麻 10g，黑芝麻 20g（捣碎）。

制作：将桑椹与天麻共入砂锅中，加适量水煎取汁，再加入黑芝麻、粳米煮成稠粥。

功效：滋补肝肾，降压降脂。

2. 芹菜苹果汁

材料：鲜芹菜 100g，苹果 1～2 个。

制作：将鲜芹菜放入沸水中烫 2 分钟，切碎与苹果绞汁即可。

功效：降血压，平肝，镇静，解痉。

3. 夏枯草猪瘦肉汤

材料：夏枯草 10g，猪瘦肉 150g。

制作：将夏枯草、猪瘦肉同时放入锅内，加水适量煲汤，调味后即成。

功效：清热泻火，平肝潜阳。

4. 决明子菊花茶

材料：决明子 10g，菊花 10g。

制作：将决明子研碎，与菊花同放入杯内，沸水冲泡。

功效：平肝潜阳，清肝明目。

头　痛

病例 1

陈某，女，18 岁。初诊日期：2018 年 5 月 28 日。

主诉：反复头痛半年余。

患者平素学习压力大，情绪低落，厌学，交际能力欠佳，诊断为轻度抑郁症。因反复头痛影响学业，患者及家长都很担心，遂在母亲的陪同下前来就诊。现症见右侧头痛，夜寐欠佳，纳可，时烦躁易怒，情绪低落，口不干苦。末次月经为 2018 年 5 月 18 日，周期 7 天，经量偏多，有血块。舌淡红、有齿印，苔微黄，脉细弦。

辨证：肝郁化火，上扰清窍。

治法：理气平肝，滋阴清热。

处方：百合 15g，女贞子 15g，黑豆 15g，白芍 10g，郁金 10g，石决明 30g，珍珠母 30g，牡丹皮 6g，栀子 10g，川芎 6g，延胡索 10g，乌药 10g，酸枣仁 15g，柏子仁 15g，当归 10g，甘草 3g。6 剂，颗粒剂，每次 1 包，日 2 次，开水冲服。

二诊：2018 年 6 月 4 日。头痛已减，夜寐改善，醒后难再寐，纳差，不知饥，大便 3 日未行，小便稍黄，情绪欠佳，低落，烦躁减，口不干苦，月经未来。舌淡红、有齿印，苔白，脉细弦。

辨证：肝郁化火，上扰清窍。

治法：理气平肝，滋阴清热。

处方：百合15g，女贞子15g，白芍10g，黑豆15g，郁金10g，瓜蒌15g，决明子15g，火麻仁15g，槟榔10g，延胡索10g，乌药10g，香附10g，酸枣仁15g，柏子仁15g，当归10g，甘草3g。7剂，每次1包，日2次，水煎服。

三诊：2018年6月11日。头部跳痛时有反复，情绪稍改善，急躁，纳可，便调，寐改善，口不干苦，月经未来。舌淡红、有齿印，苔微黄，脉细弦。

辨证：肝郁气滞，肝肾阴虚。

治法：疏肝理气，补肝肾之阴。

处方：酸枣仁15g，柏子仁15g，首乌藤18g，柴胡10g，白芍10g，枳壳10g，郁金10g，香附10g，珍珠母30g（先煎），女贞子15g，旱莲草15g，当归10g，生地黄15g，黄精15g，甘草3g。7剂，每次1包，日2次，水煎服。

备用酸枣仁安神胶囊1盒，解郁丸1盒，若有睡眠差或情绪欠佳时服用。

患者于2019年4月因疲乏、情绪欠佳前来复诊，诉头痛缓解明显，仅情绪欠佳时轻微发作，可自行缓解。

按语：本案患者为高中生，因学习压力大，有轻度抑郁症病史，头痛反复，伴烦躁易怒，证属肝郁化火，上扰清窍，治以理气平肝，滋阴清热。方中百合、白芍滋阴柔肝，女贞子、黑豆补肾益阴清热，肝火明显加牡丹皮、栀子清泻肝火，寐差加酸枣仁、柏子仁养心安神，石决明、珍珠母重镇安神兼以平肝，大便欠畅加火麻仁、瓜蒌润肠通便，槟榔下气通便。头痛减轻之后，在疏肝理气的基础上，加用生地黄、黄精、女贞子、旱莲草补肝肾之阴，以滋水涵木。杜建教授治病重视标本兼治，女子以肝为先天，多郁，故治疗上以滋阴平肝为主，注重调整患者的睡眠。睡眠充足，人体的气机才能顺畅，气血才能上达以养清窍。睡眠的好坏直接影响治疗的效果，提示我们在日常治疗头部疾病时要重视睡眠等标证的治疗。

百合、女贞子、白芍、黑豆四味药有很好的滋阴平肝作用，对一些肝肾阴虚，肝郁气滞引起的情志致病，以及绝经前后诸症均有明显疗效，杜建教授临床经常使用，配伍养心安神、补肾健脾等其他治法，常获良效。

【轻度抑郁症的饮食建议】

1. 可以适当增加多糖和氨基酸的食物。糖类可通过提高5-羟色胺来舒缓压力和改善情绪。单糖吸收快，排泄也快，因此以多糖饮食较佳，如全谷米、大麦、小麦、燕麦、胡萝卜、青菜、黄瓜、香菇、番茄、猕猴桃、冬瓜、大蒜、菠萝、甜瓜、火龙果、香蕉等。许多氨基酸是制造影响情绪物质的原料，如色氨酸可形成5-羟色胺和褪黑素，亮氨酸可制造生长激素、甲状腺激素等。香蕉、奶制品、火鸡肉等，是含色氨酸较丰富的食物，抑郁症患者可食用。

2. 世界卫生组织建议抑郁症患者补充 ω-3 多不饱和脂肪酸（鱼油、鱼肝油中含量丰富）、复合 B 族维生素等营养素，能有效改善症状。

【食疗方建议】

1. 小米绿豆粥

材料：小米 150g，绿豆 50g。

制作：小米、绿豆放入锅中，加入适量的水，熬煮成粥，以适量白糖调味即可。

功效：养心安神，和胃生津，解暑解毒（6 月份天气较为闷热，宜食用该粥）。

2. 当归郁金猪蹄汤

材料：当归 10g，郁金 10g，猪蹄 250g，红枣 3～5 颗，生姜 3 片，盐适量。

制作：猪蹄洗净焯水，连同上述药材放入锅中，加适量清水熬煮 2 小时，放入适量盐调味即可。

功效：理气活血，疏肝解郁。

3. 玫瑰香附茶

材料：玫瑰花 5g，香附 5g，冰糖适量。

制作：将香附加水熬煮 5 分钟，去渣留汁，加入玫瑰花、冰糖搅拌即可。

功效：疏肝解郁，理气活血。

4. 甘麦大枣汤

材料：淮小麦 15g（去外壳），大枣 3～5 枚（去核），生甘草 6g。

制作：将淮小麦、大枣、甘草同放入砂锅，加水煎煮半小时，拣去甘草即成。

功效：益气养血，清心安神。

病例 2

林某，女，41 岁。初诊日期：2019 年 2 月 25 日。

主诉：经行头痛 20 余年，加剧半年。

患者 20 多年来行经时反复头痛，经治疗后缓解不明显，近半年来病情加重，影响工作，深为苦恼，遂前来就诊。现经行头痛，颠顶痛，头晕，无视物旋转，纳可，寐欠安，大便欠畅、质干，3 日一行，小便不黄，无疲乏，口不干苦。月经量少，色暗红，无血块，腰酸，末次月经为 2019 年 2 月 5 日，外阴痒，带下色白。舌淡红，苔白，脉细弦。高血压病史 4 年，服降压药控制，血压 110/70mmHg；左乳房结节，右乳良性肿块。

辨证：血虚失荣，下焦湿热。

治法：养血息风，行气止痛，清热利湿。

处方：当归 10g，白芍 10g，川芎 10g，熟地黄 15g，钩藤 15g，防风 6g，细辛 2g，鸡冠花 15g，台乌药 15g，延胡索 15g，芡实 15g，白芷 10g，黄柏 10g，知母 10g，甘草 3g。7 剂，日 1 剂，日 2 次，水煎服。

二诊：2019 年 3 月 11 日。末次月经为 2019 年 3 月 10 日。经行头痛减轻，头胀头晕，带下量减，色白有异味，腰酸，月经量不多、色暗，无血块，乳房胀减，纳可，寐安，大便干缓解，2 日一行，小便不黄，疲乏，口干欲饮，口苦。舌稍红，苔微黄不匀，脉细弦。

辨证：血分亏虚生风，下焦肝肾不足。

治法：补血平肝，理气止痛，补肾疏肝。

处方：当归 10g，白芍 10g，熟地黄 15g，柴胡 10g，枳壳

10g，郁金 10g，香附 10g，瓜蒌 15g，火麻仁 15g，川芎 6g，枸杞子 10g，制何首乌 15g，黄精 10g，山茱萸 15g，女贞子 15g，甘草 3g。7 剂，日 1 剂，日 2 次，水煎服。

三诊：2019 年 4 月 11 日。末次月经为 2019 年 4 月 9 日。按上方加减连续服用，现经行无头痛，经前头痛减轻，腰酸，无腹痛，月经量少，无血块，乳房胀，纳可，寐安，便调，四肢皮肤痒减，胸腹部皮肤风团，色稍红、痒，疲乏，口干不苦，反酸。舌稍红，苔微黄、根苔少，脉细弦。

辨证：血分亏虚生风。

治法：补血理气，疏风止痒。

处方：芋环干 30g，土茯苓 30g，白鲜皮 15g，地肤子 10g，当归 10g，白芍 10g，熟地黄 15g，川芎 6g，柴胡 10g，枳壳 10g，杜仲 15g，牛膝 15g，香附 10g，川厚朴 10g，甘草 3g。7 剂，每次 1 包，日 2 次，水煎服。

四诊：2019 年 5 月 13 日。末次月经为 2019 年 5 月 9 日。按上方加减连续服用，现胸腹部皮肤痒、丘疹风团减少，四肢皮肤色稍红、时痒，经前头痛大减，经行头痛未再发作，头稍晕，月经量中、色红、有血块，纳可，寐安，便调，无疲乏，口干不苦。舌稍红，苔剥微黄，脉细弦。

辨证：血分亏虚生风，中焦脾虚，下焦肾虚。

治法：补血补肾，健脾固表，疏风止痒。

处方：芋环干 30g，土茯苓 30g，白鲜皮 15g，地肤子 10g，当归 10g，白芍 10g，熟地黄 15g，黄芪 18g，白术 10g，防风 6g，生晒参 15g，茯苓 15g，枸杞子 15g，郁金 10g，女贞子 15g，旱莲草 15g，甘草 3g。7 剂，日 1 剂，日 2 次，水煎服。

按语： 患者为中年女性，以经行头痛 20 余年，加剧半年为主诉前来就诊。患者有高血压病史，但血压平稳，故头痛与血压无相关性。其主要表现为经期发作，部位为颠顶，并伴头晕，结合月经量少、色暗红，腰酸，阴道痒，带下色白，故考虑为血虚失荣养，兼有下焦湿热，治以补血平肝、行气止痛、清热利湿之法，以四物汤为主方加减。方中当归、白芍、川芎、熟地黄补血分之不足、行血，加用钩藤平肝息风，防风、细辛、白芷祛风散寒止痛，台乌药、延胡索行气止痛，鸡冠花、芡实、黄柏、知母健脾清热利湿，甘草和中并调和诸药。服药后患者经行头痛减轻，头胀头晕减轻，带下量减少，经量色暗，乳房胀减轻，疲乏，口干欲饮，口苦，根据精血同源理论，考虑患者兼有下焦肝肾不足，肝虚而气郁，故在补血平肝的基础上，加用枸杞子、制何首乌、黄精、山茱萸、女贞子补肾阴，柴胡、枳壳、郁金、香附疏肝理气，患者便秘，故少佐瓜蒌、火麻仁润肠通便。治疗期间，患者出现荨麻疹，考虑为血虚生风而影响肌表，在养血的基础上加用苦环干、土茯苓、白鲜皮、地肤子疏风止痒。经过一系列治疗后，患者经行头痛未再发作，经前头痛也明显减轻，故在八珍汤的基础上加用黄芪、防风即玉屏风散，以益气健脾固表，枸杞子、女贞子、旱莲草补下焦肾，以滋血分之化源，郁金行气活血解郁，以巩固疗效。

病例 3

陈某，男，70 岁。初诊日期：2014 年 5 月 8 日。

主诉：右侧头痛 10 余天。

2 年多前，患者开始出现血压波动，最高血压达

158/98mmHg，1 年多前开始口服复方龙葵胶囊以控制血压，血压为 128～140/80～92mmHg。10 多天前患者出现右侧头痛，伴颈项紧，眼花，易汗出，纳寐、二便可。舌暗红，苔中根黄厚，脉弦。有高血压病、慢性萎缩性胃炎病史。

辨证：下焦肝肾不足，肝风内动，经络痹阻。

治法：补肾平肝，祛风通络。

处方：钩藤 15g，天麻 15g，枸杞子 15g，菊花 10g，川芎 6g，葛根 15g，桑寄生 15g，杜仲 15g，牛膝 15g，忍冬藤 18g，白芷 6g，甘草 3g。7 剂，日 1 剂，日 2 次，水煎服。

二诊：2014 年 5 月 19 日。头痛、颈项紧已减，口苦，纳可，寐易醒，大便正常。舌暗红，苔薄，脉弦。查血压 140/86mmHg。

处方：钩藤 15g，天麻 15g，川芎 10g，赤芍 10g，龙葵 15g，栀子 10g，枸杞子 15g，菊花 10g，山茱萸 15g，茯苓 15g，泽泻 10g，牡丹皮 6g，甘草 3g。10 剂，日 1 剂，日 2 次，水煎服。

三诊：2014 年 8 月 14 日。按上方加减连服 30 剂，症状均改善，仍口苦，大便不成形，日 2～3 次，头面部汗多，纳可，寐安，小便调。舌紫暗，苔根厚，脉弦。查血压 140/80mmHg。

辨证：下焦肝肾不足，肝风内动，中焦湿热上蒸。

治法：补肾平肝，清热利湿。

处方山茱萸 15g，茯苓 15g，泽泻 10g，山药 15g，牡丹皮 6g，生地黄 15g，钩藤 15g，天麻 15g，杜仲 15g，牛膝 15g，石斛 15g，藿香 10g，川芎 10g，六一散 30g（布包）。10

剂，日1剂，日2次，水煎服。

随访1年半，患者未再出现头痛，血压稳定，慢性萎缩性胃炎于门诊继续治疗。

按语：患者为老年男性，高血压2年余，以右侧头痛10余天为主诉前来就诊。症见右侧头痛，伴颈项紧，眼花，结合患者年龄，考虑为年老肾虚，不能涵木，引起肝风内动，病在下焦肝肾，兼年老血分不足而血行不畅，经络痹阻，治以补肾平肝，祛风行血通络。方中钩藤、天麻、菊花平肝息风，枸杞子、桑寄生、杜仲、牛膝补肾以养肝木，忍冬藤、川芎、葛根、白芷祛风行血通络，甘草和中。服药后，患者的症状改善明显，考虑到患者年老体虚，故坚持服药以巩固疗效。三诊时，患者出现头面部汗多，结合发病时间正值八月暑天，考虑中焦湿热上蒸所致，故在六味地黄丸补肾的基础上加用藿香化湿、六一散清热利湿，使湿热从中焦而化，下焦排出。本案疗效满意，后于门诊继续治疗胃病。

呆　病

病例1

陈某，男，85岁。初诊日期：2014年7月14日。

主诉：血管性痴呆1年余。

患者1年多前诊断为血管性痴呆，现时有头晕、怕冷，易感冒，四肢无力，疲乏，嗜睡，走路不稳，大便失禁，呛咳，烦躁、多疑，被害妄想，脾气暴躁，纳差，寐可。舌淡红，苔厚白，脉沉缓。有高血压病、脑梗死、冠心病、2型糖尿病病史。

辨证：痰浊蒙窍。

治法：健脾化浊，豁痰开窍。

处方：石菖蒲 10g，郁金 10g，赤芍 10g，川芎 10g，茵陈 15g，香附 10g，柴胡 10g，丹参 15g，鹿角霜 15g，石决明 30g，杜仲 15g，牛膝 15g，白术 15g，甘草 3g。7 剂，日 1 剂，水煎，分两次温服。

二诊：2014 年 7 月 21 日。患者服上药后，头晕有好转，大便成形，次数不定，大便失禁。舌淡红，苔中根厚白，脉革。

处方：石菖蒲 10g，郁金 10g，赤芍 10g，巴戟天 10g，川芎 10g，山茱萸 15g，牡丹皮 10g，丹参 15g，鹿角霜 15g，杜仲 15g，牛膝 15g，肉苁蓉 10g，甘草 3g。12 剂，日 1 剂，水煎，分两次温服。

三诊：2014 年 8 月 7 日。患者服上药后仍头晕，较前进一步好转，近日咳嗽多，有痰，易怕风怕冷，倦怠懒动，嗜睡，昼夜不分，不能识人，大便日一行、成形。2014 年 7 月 24 日复查餐后 2 小时血糖 9.78mmo/L，白蛋白 38.4g/L。舌暗红，苔中根黄厚，脉革。

处方：石菖蒲 10g，郁金 10g，鹿角霜 15g，巴戟天 10g，牡丹皮 10g，茯苓 15g，泽泻 15g，山药 15g，生地黄 15g，薏苡仁 18g，茵陈 10g，肉苁蓉 10g，山茱萸 15g，甘草 3g，丹参 10g。7 剂，日 1 剂，水煎，分两次温服。

四诊：2014 年 8 月 14 日。代诉：服上药后头晕症状改善，疲乏嗜睡，不欲活动，眼睛分泌物较多，出现幻觉（次数较多），脾气稍好转，纳呆，小便偏红，大便调。舌红，苔根厚。

处方：石菖蒲 10g，郁金 10g，鹿角霜 15g，巴戟天 10g，肉苁蓉 10g，山茱萸 15g，茯苓 15g，泽泻 10g，山药 15g，牡丹皮 6g，生地黄 15g，茵陈 15g，薏苡仁 18g，栀子 10g，甘草 3g。7 剂，日 1 剂，水煎，分两次温服。

五诊：2014 年 8 月 21 日。代诉：仍头晕，嗜睡，倦怠、喜卧，纳食差，头皮发热疮，易烦躁，昨日吹空调后手足发冷，精神差，烦躁，无发热。舌质红，苔白厚。

处方：石菖蒲 10g，郁金 10g，鹿角霜 15g，巴戟天 10g，肉苁蓉 10g，山茱萸 15g，枸杞子 15g，沙苑子 15g，菟丝子 10g，茵陈 10g，薏苡仁 18g，黄芪 15g，茯神 15g，甘草 3g，白术 10g，防风 6g。7 剂，日 1 剂，水煎，分两次温服。

六诊：2014 年 8 月 30 日。代诉：患者近几日频繁发作烦躁不安，骂人毁物，不避亲疏，时而精神抑郁，额前左侧可见多处红色斑疹，自觉全身疲乏，嗜睡，畏寒喜盖被，经常汗多湿衣，纳少，寐安，小便如茶，大便成形，量少。舌尖点刺，苔中稍厚。2014 年 8 月 28 日复查空腹血糖 6.62mmol/L，餐后 2 小时血糖 9.18mmol/L，糖化血红蛋白 6.5%，血常规正常，凝血功能正常。

处方：石菖蒲 10g，郁金 10g，鹿角霜 15g，巴戟天 10g，肉苁蓉 10g，山茱萸 15g，茯苓 15g，泽泻 15g，山药 15g，熟地黄 15g，薏苡仁 18g，黄芪 15g，女贞子 15g，石决明 30g，甘草 3g，浙贝母 10g。14 剂，日 1 剂，水煎，分两次温服。

七诊：2015 年 4 月 9 日。近期患者血糖升高，服用降糖药亚莫利、倍欣，餐后 2 小时血糖仍为 15mmol/L，今晨加服二甲双胍片。血压控制稳定，现口服降压药立普妥、博苏、波立维。现时有烦躁易怒，精神尚可，能识人，无法穿衣、扣纽扣，排尿困难，夜尿频，寐欠安，大便成形。舌暗红，苔中白厚，脉濡缓。

处方：石菖蒲 10g，郁金 10g，茵陈 15g，薏苡仁 18g，苍术 10g，川厚朴 10g，陈皮 6g，鹿角霜 15g，巴戟天 10g，肉苁蓉 10g，山茱萸 15g，枸杞子 15g，石斛 15g，黄芪 30g，益母草 30g，萆薢 18g，甘草 3g。7 剂，日 1 剂，水煎，分两次温服。

八诊：2015 年 4 月 16 日。眼部分泌物增多，感觉减弱，双脚肿胀减退，血糖不稳定，餐后 2 小时血糖最高可达 15mmol/L 左右，小便色偏黄，大便稍成形，矢气多，气臭，纳尚可，尿频，尿急，尿不尽，夜尿多，每晚 7～8 次，寐安，烦躁。舌红，苔黄厚腻，脉沉细。

处方：鹿角胶 10g，巴戟天 10g，肉苁蓉 10g，金线莲 10g（自备），丹参 10g，白术 15g，山药 15g，石菖蒲 10g，郁金 10g，车前草 15g，萆薢 15g，山楂 15g，茵陈 10g，女贞子 15g，旱莲草 15g，甘草 3g。7 剂，日 1 剂，水煎，分两次温服。

九诊：2015 年 4 月 25 日。代诉：稍烦躁，夜尿多，每晚 5～8 次，排尿困难，尿频，尿急，尿不尽，大便成形，纳少，寐欠安，双脚肿胀。

处方：鹿角胶 10g，巴戟天 10g，肉苁蓉 10g，金线莲 10g（自备），丹参 10g，郁金 10g，石菖蒲 10g，萆薢 10g，黄芪 30g，益母草 18g，女贞子 15g，旱莲草 15g，山楂 15g，鸡内金 10g，甘草 3g。10 剂，日 1 剂，水煎，分两次温服。

十诊：2015 年 5 月 7 日。痴呆、时躁烦，胃口一般，小便黄，夜尿多，每晚5～8次，大便成形，较费力，软小量少，口干，疲乏感轻，无头晕，心悸，喉中有痰、白黏。舌稍红，苔厚腻，脉弦近革。

处方：鹿角霜15g，巴戟天10g，肉苁蓉10g，丹参10g（自备），石菖蒲10g，郁金10g，山茱萸15g，茵陈10g，茯苓15g，泽泻15g，山药15g，生地黄15g，牡丹皮6g，益母草15g，鸡内金10g，甘草3g。7剂，日1剂，水煎，分两次温服。

十一诊：2015年5月14日。代诉：患者服上药后，稍有烦躁，纳可，寐安，夜尿多，每晚5～6次，大便正常，偶咳。

处方：鹿角霜15g，巴戟天10g，肉苁蓉10g，丹参10g（自备），石菖蒲10g，郁金10g，茵陈10g，益母草15g，何首乌15g，枸杞子15g，山茱萸15g，黄精10g，鸡内金10g，沙苑子10g，甘草3g。7剂，日1剂，水煎，分两次温服。

十二诊：2015年5月21日。代诉：患者痴呆，小便微黄，大便正常，纳可，寐安。

处方：鹿角霜15g，巴戟天10g，肉苁蓉10g，丹参10g（自备），石菖蒲10g，郁金15g，山茱萸15g，茯苓15g，泽泻10g，山药15g，牡丹皮10g，生地黄15g，党参15g，白术15g，甘草3g，茵陈10g。7剂，日1剂，水煎，分两次温服。

十三诊：2015年5月28日。近几日皮肤瘙痒，今日烦躁，余症同前。

处方：鹿角霜15g，巴戟天10g，肉苁蓉10g，丹参10g，石菖蒲15g，赤芍10g，郁金10g，香附10g，山茱萸15g，茯苓15g，泽泻10g，山药15g，牡丹皮10g，生地黄15g，白鲜皮15g，地肤子15g，鸡内金10g，茵陈10g，甘草3g。10剂，日1剂，水煎，分两次温服。

十四诊：2015年6月6日。痴呆，时有烦躁不安，骂人毁物，不避亲疏，服药时皮肤瘙痒较前改善，稍疲乏，纳寐一般，小便偏黄，大便调。舌红，苔中根白、偏厚，脉革。血压130/70mmHg。

处方：鹿角霜15g，巴戟天10g，肉苁蓉10g，山茱萸15g，茯苓15g，泽泻15g，山药15g，生地黄15g，牡丹皮6g，枸杞子15g，石菖蒲10g，郁金10g，女贞子15g，白鲜皮15g，地肤子15g，茵陈10g，甘草3g。10剂，日1剂，水煎，分两次温服。

十五诊：2015年6月18日。代诉：畏冷，但汗出，仍烦躁，骂人，无皮肤瘙痒，纳可，寐安，二便正常。

处方：鹿角霜18g，巴戟天10g，肉苁蓉10g，山茱萸15g，茯苓15g，泽泻15g，山药15g，生地黄15g，牡丹皮10g，郁金15g，女贞子15g，旱莲草15g，枸杞子15g，石菖蒲10g，白鲜皮10g，地肤子10g，甘草3g。10剂，日1剂，水煎，分两次温服。

十六诊：2015年6月27日。代诉：烦躁骂人如前，夜尿频，每晚5~6次，尿黄，余症尚可。

处方：鹿角霜15g，巴戟天10g，肉苁蓉10g，山茱萸15g，茯苓15g，台乌药15g，肉豆蔻6g，五味子6g，龙骨6g，牡蛎6g，何首乌15g，黄芪18g，女贞子15g，黄精15g，枸杞子15g，菟丝子10g，甘草3g，郁金10g。10剂，日1剂，水煎，分两次温服。

十七诊：2015年7月9日。代诉：现排尿清长，夜尿多，小便偏黄，呛咳，纳可，寐安。2015 年 7 月 8 日尿细菌培养 774.7 个 / 微升。

处方：鹿角霜 15g，巴戟天 10g，肉苁蓉 10g，益智仁 15g，菟丝子 10g，黄精 15g，何首乌 15g，枸杞子 10g，山茱萸 15g，郁金 10g，女贞子 15g，旱莲草 15g，益母草 15g，车前草 15g，肉豆蔻 6g，五味子 6g，甘草 3g。14 剂，日 1 剂，水煎，分两次温服。

十八诊：2015 年 9 月 12 日。近日烦躁较前减少，疲乏无力，时呛咳，有痰、色白，质稀，偶有打嗝，夜寐尚安，纳可，夜尿多，大便调。舌淡红，苔中白厚，脉革。

处方：鹿角霜 15g，巴戟天 10g，肉苁蓉 10g，益智仁 15g，何首乌 15g，黄精 15g，枸杞子 15g，山茱萸 15g，郁金 10g，柴胡 10g，白芍 10g，枳壳 15g，女贞子 15g，旱莲草 15g，益母草 15g，陈皮 6g，法半夏 6g，甘草 3g。10 剂，日 1 剂，水煎，分两次温服。

按语：中医学认为，老年血管性痴呆属于"文痴""善忘""癫证"等病证范畴，其病位在脑，但与脾肾功能失调关系极为密切。老年人普遍存在"生理性肾虚"状态，血清睾酮、雌二醇较青壮年降低，而血管性痴呆患者下降得更明显，且与痴呆程度有关。杜建教授经过多年临床实践发现，中药枸杞子、淫羊藿、何首乌、丹参、山楂、黄芪、地骨皮、当归、女贞子、菟丝子、菊花、黄精、酸枣仁，有补肾健脾、养血活血之功，能改善痴呆患者的症状，记忆力、计算力、定向力、语言表达能力可明显好转。

病例 2

陈某，女，60 岁。初诊日期：2015 年 8 月 26 日。

主诉：记忆力减退 1 年余。

患者 1 年多来出现记忆力减退，反应迟钝（有受惊吓史），理解障碍，表情淡漠，嗜睡，纳可，寐安，疲乏，口不干苦，大便尚可，尿频。舌淡红，苔厚微黄，脉沉。核磁共振（MRI）检查示左侧杏仁体、海马外形稍缩小，信号异常，可能为近颞叶硬化；轻度脑萎缩；部分副鼻窦炎。脑电图检查示广泛轻度异常脑电图。

辨证：脾肾两虚，痰浊阻窍。

治法：补肾健脾，化痰开窍。

处方：鹿角霜 15g，巴戟天 15g，肉苁蓉 15g，钩藤 15g，天麻 15g，黄精 15g，山茱萸 15g，枸杞子 15g，柴胡 10g，白芍 10g，枳壳 10g，沙苑子 15g，菟丝子 15g，丹参 15g，赤芍 10g，甘草 3g。7 剂，日 1 剂，水煎，分两次温服。

二诊：2015 年 9 月 2 日。服药后症状基本如前，舌淡红，苔薄，脉沉细。

处方：鹿角霜 15g，肉苁蓉 10g，巴戟天 10g，山茱萸 15g，茯苓 15g，泽泻 15g，山药 15g，牡丹皮 10g，生地黄 15g，沙苑子 15g，黄精 12g，车前子 10g，女贞子 15g，枸杞子 15g，丹参 10g，赤芍 10g，甘草 3g。14 剂，日 1 剂，水煎，分两次温服。

三诊：2015 年 9 月 16 日。药后平顺，记忆力减退，反应迟钝，表情淡漠，烦躁，不喜嘈杂环境，喜卧，嗜睡，纳可，寐安，二便尚可。舌淡紫、有齿痕，苔薄白，脉沉细。

处方：鹿角霜 15g，肉苁蓉 10g，巴戟天 10g，益智仁 15g，山茱萸 15g，茯苓 15g，泽泻 10g，山药 15g，牡丹皮 10g，熟地黄 15g，丹参 10g，赤芍 10g，枸杞子 15g，沙苑子 15g，菟丝子 15g，甘草 3g。14 剂，日 1 剂，水煎，分两次温服。

四诊：2015 年 9 月 30 日。药后平顺，心悸时作，记忆力差，表情淡漠，喜卧，嗜睡，纳可，寐安，口不干苦，二便尚可，咳嗽，唇稍红。舌淡红、有齿痕，苔腻黄，脉沉缓。

处方：鹿角霜 15g，巴戟天 10g，肉苁蓉 10g，益智仁 15g，枸杞子 15g，菊花 10g，山茱萸 15g，茯苓 15g，泽泻 15g，山药 15g，牡丹皮 6g，生地黄 15g，丹参 10g，川芎 10g，沙苑子 15g，菟丝子 15g，甘草 3g。14 剂，日 1 剂，水煎，分两次温服。

五诊：2015 年 10 月 14 日。药后平顺，小便失禁，尿量多，心悸时发，记忆力差，表情淡漠，纳可，寐安，大便正常。舌淡红，苔稍腻微黄，脉沉缓。

处方：鹿角霜 15g，巴戟天 10g，肉苁蓉 10g，益智仁 15g，枸杞子 15g，山茱萸 15g，茯苓 15g，泽泻 15g，山药 15g，牡丹皮 10g，生地黄 15g，川芎 6g，丹参 15g，沙苑子 15g，菟丝子 15g，车前子 10g，甘草 3g。14 剂，日 1 剂，水煎，分两次温服。

六诊：2015 年 11 月 4 日。心悸，偶胸部不适。舌淡红，苔薄白，脉沉缓。

处方：鹿角霜 15g，巴戟天 10g，肉苁蓉 10g，山茱萸 15g，茯苓 15g，泽泻 15g，牡丹皮 10g，生地黄 15g，山药 15g，沙苑子 15g，菟丝子 10g，川芎 10g，丹参 10g，郁金

15g，益智仁 15g，枸杞子 15g，甘草 3g。14 剂，日 1 剂，水煎，分两次温服。

七诊：2015 年 11 月 8 日。症状同前。

处方：鹿角霜 15g，巴戟天 10g，枸杞子 15g，何首乌 15g，丹参 10g，赤芍 10g，益智仁 15g，山茱萸 15g，黄精 15g，菟丝子 10g，沙苑子 15g，车前子 10g，女贞子 15g，甘草 3g，黄芪 15g，生晒参 15g，麦冬 15g。14 剂，日 1 剂，水煎，分两次温服。

八诊：2015 年 12 月 2 日。药后平顺，记忆力差，依赖感强，心悸，纳可，寐安，口不干苦，二便调。舌淡红、有齿痕，苔薄白，脉弦细。

处方：鹿角霜 15g，巴戟天 10g，肉苁蓉 10g，山茱萸 15g，茯苓 15g，泽泻 15g，牡丹皮 6g，生地黄 15g，山药 15g，益智仁 15g，沙苑子 10g，菟丝子 10g，黄精 15g，何首乌 15g，甘草 3g。14 剂，日 1 剂，水煎，分两次温服。

九诊：2015 年 12 月 16 日。仍记忆力差，依赖感强，心悸时发，胸闷，纳可，寐安，二便尚调，口不干苦，口臭。舌淡红、有齿痕，苔微黄，脉细弦。

处方：鹿角霜 15g，巴戟天 10g，肉苁蓉 10g，何首乌 15g，黄精 15g，枸杞子 15g，山茱萸 15g，茯苓 15g，泽泻 15g，牡丹皮 6g，生地黄 15g，山药 15g，益智仁 15g，沙苑子 10g，菟丝子 10g，郁金 15g，甘草 3g。4 剂，日 1 剂，水煎，分两次温服。

按语： 杜建教授认为，痴呆属本虚标实，本虚即脾肾亏虚，脑髓失养，标实为痰浊、血瘀。本案患者初诊时反应迟钝，记忆力减退，表情淡漠，嗜睡，舌淡红，苔厚微黄，证属脾肾两虚，痰浊阻窍，治以补肾健脾，化痰开窍。方中女贞子、菟丝子、枸杞子、何首乌、黄精补肾填精；鹿角霜、巴戟天、肉苁蓉温肾壮阳，取阴阳双补之意；黄芪健脾益气化痰；郁金疏肝开窍；丹参、川芎活血化瘀。诸药配合，补中有通，标本兼治，共奏补益脾肾、疏肝解郁、化痰开窍之功。

病例 3

吴某，女，53 岁。初诊日期：2017 年 8 月 5 日。

主诉：认知下降 2 年余。

患者 2 年多来出现认知功能下降，检查发现双侧基底节区钙化，考虑为血管性痴呆。现认知下降，反复消瘦，疲乏，急躁，健忘，口不干苦，纳尚可，无头晕头痛，无胃脘不适，二便调。舌淡红，苔薄微黄，脉弦细、重按无力。有慢性乙型肝炎、肝血管瘤、脑萎缩、霉菌性食管炎、萎缩性胃炎、右肾多发小囊肿、痔疮病史，有结肠息肉切除史。

辨证：肾精亏损，瘀血阻窍。

治法：补肾益髓，通窍醒脑。

处方：山茱萸 15g，茯苓 15g，泽泻 10g，山药 15g，牡丹皮 6g，熟地黄 15g，枸杞子 15g，淫羊藿 15g，何首乌 15g，黄精 15g，党参 15g，白术 15g，甘草 3g。7 剂，日 1 剂，水煎，分两次温服。

二诊：2017 年 9 月 21 日。疲乏，胃脘无不适，大便干，1 日一行，排便乏力，小便调，寐欠安，纳可，咽中有痰、色白，急躁，口不干苦。舌稍红腻，苔薄白，脉细弦。查彩超示右侧锁骨下动脉单发斑块。

处方：山茱萸 15g，茯苓 15g，泽泻 10g，山药 15g，牡丹皮 6g，熟地黄 15g，枸杞子 15g，女贞子 15g，决明子 15g，火麻仁 15g，党参 15g，白术 15g，黄精 15g，何首乌 15g，麦冬 10g，淫羊藿 10g，甘草 3g。7 剂，日 1 剂，水煎，分两次温服。

三诊：2017 年 10 月 19 日。疲乏减轻，寐欠安，醒后难再寐，认知下降，健忘，腰酸，口不干苦，纳可，大便成形，日 1 次，小便调。舌淡红，苔白，脉弦。

处方：山茱萸 15g，茯苓 15g，泽泻 10g，山药 15g，牡丹皮 6g，生地黄 15g，酸枣仁 15g，柏子仁 15g，杜仲 15g，牛膝 15g，益智仁 12g，党参 15g，白术 15g，何首乌 15g，淫羊藿 10g，甘草 3g，鹿角霜 15g。14 剂，日 1 剂，水煎，分两次温服。

四诊：2017 年 11 月 30 日。无疲乏，认知功能、健忘稍改善，纳可，寐欠安，醒后难再入睡，胃脘时胀，口不干苦，腰酸，大便欠畅，日一行，小便调。舌稍红、有齿印，苔黄，脉弦。

处方：山茱萸 15g，茯苓 15g，泽泻 10g，山药 15g，牡丹皮 6g，生地黄 15g，淫羊藿 12g，鹿角霜 18g，何首乌 15g，黄芪 18g，党参 15g，白术 15g，郁金 10g，杜仲 15g，酸枣仁 15g，柏子仁 15g，益智仁 15g，甘草 3g。14 剂，日 1 剂，水煎，分两次温服。

五诊：2017 年 12 月 25 日。疲乏缓解，认知功能稍改善，手足冰凉，畏寒，纳可，寐时欠安，便润，无疲乏，口不干苦，胃脘无不适。舌淡红、有齿印，苔白，脉细弦。

处方：淫羊藿 15g，仙鹤草 10g，熟地黄 15g，山茱萸 15g，牡丹皮 6g，鹿角霜 15g，茯苓 15g，泽泻 10g，山药 15g，枸杞子 15g，何首乌 15g，沙苑子 10g，生晒参 15g，白术 15g，甘草 3g。14 剂，日 1 剂，水煎，分两次温服。

六诊：2018 年 1 月 11 日。无疲乏，健忘减轻，手足冰凉，畏寒，纳可，寐尚安，大便黏，日解 1 次，口不干苦，无腰酸。

处方：淫羊藿 15g，仙鹤草 10g，熟地黄 15g，山茱萸 15g，牡丹皮 6g，鹿角霜 15g，茯苓 15g，泽泻 10g，山药 15g，薏苡仁 15g，芡实 15g，赤芍 10g，生晒参 15g，白术 15g，甘草 3g。14 剂，日 1 剂，水煎，分两次温服。

七诊：2018 年 2 月 26 日。无疲乏，健忘减轻，大便稀溏，日解 1 次，小便调，纳可，寐尚可，左腹时痛，畏寒，手冰凉，口不干苦。舌淡红，苔厚微黄，脉细弦。查 MRI 示颅内缺血性脑白质病变，异常信号，考虑为缺血性改变。

处方：淫羊藿 15g，仙鹤草 10g，鹿角霜 15g，山茱萸 15g，枸杞子 15g，赤芍 10g，川芎 10g，杜仲 15g，牛膝 15g，沙苑子 10g，菟丝子 10g，茯苓 15g，泽泻 15g，山药 15g，牡丹皮 6g，熟地黄 15g，甘草 3g。14 剂，日 1 剂，水煎，分两次温服。

八诊：2018 年 4 月 14 日。无疲乏，健忘减轻，大便欠畅、不成形，日解 1 次，肛门潮湿，小便调，纳可，寐尚安，无畏寒，口稍干不苦，流涎。舌淡红、有齿印，苔薄白，脉细弦。生化检查示总胆红素 23μmol/L，直接胆红素 6.3μmol/L，间接胆红素 16.7μmol/L。彩超检查示肝内偏强回声区，考虑血管瘤可能。

处方：淫羊藿 10g，仙鹤草 10g，鹿角霜 15g，肉苁蓉 12g，沙苑子 10g，菟丝子 10g，山茱萸 15g，茯苓 10g，泽泻 10g，山药 15g，牡丹皮 6g，熟地黄 15g，黄芪 18g，枸杞子 15g，甘草 3g。14 剂，日 1 剂，水煎，分两次温服。

九诊：2018 年 5 月 5 日。时健忘，稍疲乏，纳可，大便量少，肛门潮湿已除，小便欠畅，不黄，寐欠安，腹无不适，口不干苦。舌淡红，苔白，脉沉缓。

处方：淫羊藿 15g，仙鹤草 10g，鹿角霜 15g，肉苁蓉 10g，巴戟天 10g，生晒参 15g，白术 15g，山茱萸 15g，茯苓 10g，泽泻 10g，山药 15g，牡丹皮 6g，生地黄 15g，瓜蒌 15g，决明子 15g，火麻仁 15g，甘草 3g。14 剂，日 1 剂，水煎，分两次温服。

十诊：2018 年 6 月 14 日。健忘，疲乏缓解，大便改善、通畅，小便欠畅、色黄，寐尚可，纳可，口不干苦。舌淡红，苔薄微黄，脉细偏沉。

处方：淫羊藿 15g，仙鹤草 10g，巴戟天 15g，肉苁蓉 15g，鹿角霜 15g，山茱萸 15g，茯苓 10g，泽泻 10g，山药 15g，牡丹皮 6g，生地黄 15g，生晒参 10g，制何首乌 15g，白术 10g，甘草 6g，陈皮 6g，法半夏 6g。14 剂，日 1 剂，水煎，分两次温服。

十一诊：2018 年 7 月 7 日。健忘缓解，疲乏缓解，纳可，寐尚安，便润，小便清，口不干苦。舌淡红、有齿印，苔微黄。

处方：淫羊藿 15g，仙鹤草 10g，巴戟天 15g，肉苁蓉 15g，鹿角霜 15g，山茱萸 15g，茯苓 10g，泽泻 10g，山药

15g, 牡丹皮 6g, 生地黄 15g, 枸杞子 15g, 制何首乌 15g, 生晒参 15g, 山药 15g, 瓜蒌 15g, 女贞子 15g, 旱莲草 15g, 黄精 15g, 甘草 3g。14 剂, 日 1 剂, 水煎, 分两次温服。

十二诊：2018 年 8 月 30 日。药后症减, 腰酸痛, 咽中有痰梗阻, 纳可, 寐尚安, 小便时欠畅, 夜尿 2～3 次, 大便润。舌暗红、边有齿痕, 苔厚白, 脉弦。

处方：淫羊藿 15g, 仙鹤草 10g, 巴戟天 15g, 肉苁蓉 15g, 鹿角霜 15g, 山茱萸 15g, 茯苓 15g, 泽泻 10g, 牡丹皮 6g, 生地黄 15g, 枸杞子 15g, 何首乌 15g, 浙贝母 10g, 黄精 15g, 黄芪 18g, 白术 10g, 防风 6g, 女贞子 15g, 甘草 3g。14 剂, 日 1 剂, 水煎, 分两次温服。

十三诊：2018 年 11 月 3 日。药后健忘、乏力改善, 咽中有痰梗阻, 傍晚（16 时左右）易出现全身汗出, 乏力, 纳可, 寐安, 时心悸。舌淡红、边有齿痕, 苔薄白, 脉弦。2018 年 10 月 15 日查胃镜示食管糖原棘皮症存疑；萎缩性胃炎, 伴胃底糜烂。病理检查提示轻度萎缩性炎症、非活动性炎症。查 HP 阴性。

处方：淫羊藿 15g, 仙鹤草 10g, 山茱萸 15g, 茯苓 15g, 泽泻 10g, 山药 15g, 牡丹皮 6g, 生地黄 15g, 法半夏 6g, 黄连 6g, 黄芪 10g, 党参 15g, 白术 15g, 枸杞子 15g, 何首乌 15g, 甘草 3g。14 剂, 日 1 剂, 水煎, 分两次温服。

十四诊：2018 年 12 月 10 日。健忘、乏力减轻, 胃脘无不适, 吞咽尚可, 手足冰, 纳可, 寐尚安, 便先干后软, 时心悸, 口不干苦。舌淡, 苔黄, 脉细弦。

处方：山茱萸 3g, 黄连 6g, 淫羊藿 15g, 仙鹤草 10g, 山茱萸 15g，茯苓 15g，泽泻 10g，山药 15g，牡丹皮 6g，熟地黄 15g，黄芪 18g，白术 10g，升麻 6g，柴胡 6g，党参 15g，甘草 3g。14 剂，日 1 剂，水煎，分两次温服。

十五诊：2019 年 1 月 3 日。健忘、乏力减轻，纳可，寐尚安，时心悸，口不干，口不苦，小便夜间混浊，小便时点滴不尽，大便日一行，肛门"湿疹"不痒，肛门潮湿感。血压 108/60mmHg，心率 64 次 / 分。舌淡红，苔薄白，脉弦缓。

处方：山茱萸 15g，茯苓 15g，泽泻 10g，山药 15g，牡丹皮 6g，生地黄 15g，黄芪 30g，白术 10g，升麻 6g，柴胡 6g，淫羊藿 10g，仙鹤草 10g，车前草 15g，枸杞子 15g，甘草 3g，芋环干 15g。14 剂，日 1 剂，水煎，分两次温服。嘱复查尿常规。

十六诊：2019 年 2 月 16 日。健忘缓解，乏力减轻，时流清涕，纳可，寐欠安，醒后难寐，小便调，手足冰凉，时心悸，口不干苦，肛门潮湿减轻。血压 119/68mmHg，心率 71 次 / 分。舌淡红，苔微黄，脉弦。查尿常规未见明显异常。

处方：黄芪 30g，白术 10g，防风 6g，辛夷花 10g，淫羊藿 15g，仙鹤草 15g，升麻 6g，柴胡 6g，枸杞子 15g，苍术 15g，川厚朴 15g，牛膝 15g，薏苡仁 15g，芋环干 18g，仙鹤草 15g，甘草 3g。14 剂，日 1 剂，水煎，分两次温服。

十七诊：2019 年 3 月 21 日。健忘缓解，心悸减轻，无胸闷，纳可，入睡时间提前，醒难再寐，大便调，流清涕、打喷嚏减轻，无咳嗽，无疲乏，口不干苦，体重增加 2kg，现体重 51kg。血压 131/70mmHg，心率 65 次 / 分。舌淡红，苔微厚，脉细弦。

处方：山茱萸 15g，茯苓 15g，泽泻 10g，山药 15g，牡丹皮 6g，生地黄 15g，黄芪 18g，白术 10g，枸杞子 15g，淫羊藿 10g，仙鹤草 10g，防风 6g，益智仁 15g，沙苑子 15g，酸枣仁 15g，柏子仁 15g，甘草 3g。14 剂，日 1 剂，水煎，分两次温服。

十八诊：2019 年 4 月 18 日。健忘减轻，流清涕，胃脘痛，纳减，小便调，大便欠畅、质不干，寐尚安，无疲乏，口不干苦，10 余天之内体重减轻 1kg。舌淡红，苔微黄，脉细弦。

处方：山茱萸 15g，茯苓 15g，泽泻 10g，山药 15g，牡丹皮 6g，生地黄 15g，何首乌 15g，淫羊藿 12g，仙鹤草 10g，柴胡 10g，白芍 10g，枳实 15g，生晒参 15g，白术 10g，木香 6g，甘草 3g。14 剂，日 1 剂，水煎，分两次温服。

按语： 本案患者肾精亏损，脑髓失充，脏腑功能衰退，气血运行输布失常，日久成瘀，阻滞脑窍，致元神失养，初为认知下降、健忘，渐至痴呆。《内经》认为头为精明之府，需五脏六腑之精气上充供养。若肾气虚衰，脏腑之气弱，则元神之府失养，精明不在。杜建教授应用补肾健脾、养血活血方药治疗痴呆，可使症状得到改善。血管性痴呆是迄今唯一可以预防的痴呆类型，杜建教授认为应重点预防卒中的复发，这是减少其发病率最直接和有效的方法。

杜建教授依据补肾健脾、养血活血法创制的康欣胶囊，能有效地控制和消除心脑血管疾病的危险因素，有助于达到预防血管性痴呆发生和延缓病情进展的目的。

气血津液病证

血　证

病例 1

陈某，女，45 岁。初诊日期：2011 年 5 月 31 日。

主诉：血栓性血小板减少性紫癜 3 月余。

患者于 2011 年 2 月诊断为血栓性血小板减少性紫癜，现仍在治疗中。近日患感冒，胃痛，激素已停 5 天，末次月经为 2011 年 4 月 23 日，色量正常。舌偏红，苔薄白，脉细弦。

辨证：脾肾亏虚，阴虚动血。

治法：补益脾肾，滋阴清热，凉血散瘀。

处方：黄芪 30g，白术 10g，防风 6g，党参 15g，紫苏叶 10g，薄荷 6g，水牛角 30g，牡丹皮 4g（自备），生地黄 15g，白芍 15g，阿胶 10g，木香 10g，半夏 10g，甘草 3g。4 剂，日 1 剂，水煎，分两次温服。

二诊：2011 年 6 月 7 日。服药后纳食尚可，无脘胀不适，反酸 2 次，口腔溃疡，面部痤疮，易疲劳，二便正常。舌淡红，苔薄白，脉细弦。

处方：沙参 15g，天冬 15g，麦冬 15g，阿胶 10g，女贞子 15g，旱莲草 15g，牡丹皮 6g，生地黄 15g，茯苓 15g，泽泻

10g，山药 15g，山茱萸 15g，白芍 10g，甘草 3g。7 剂，日 1 剂，水煎，分两次温服。

三诊：2011 年 6 月 13 日。患者面部痤疮稍多，近日关节痛，感冒。舌淡红，苔薄中厚，脉细弦。

处方：金银花 10g，连翘 10g，沙参 15g，麦冬 15g，阿胶 10g，山茱萸 15g，枸杞子 15g，女贞子 15g，当归 10g，白芍 10g，生地黄 15g，甘草 3g，茯苓 15g，紫苏叶 10g。7 剂，日 1 剂，水煎，分两次温服。

四诊：2011 年 6 月 27 日。患者月经两个月未行，6 月 15 日查血常规示红细胞 $5.6 \times 10^{12}/L$，血小板 $285 \times 10^9/L$。近日便溏，日 2~3 次。舌红，苔偏厚，脉细弦。

处方：当归 10g，白芍 10g，川芎 6g，熟地黄 15g，阿胶 20g，枸杞子 15g，牡丹皮 6g，茯苓 15g，山茱萸 15g，杜仲 15g，牛膝 10g，甘草 3g。7 剂，日 1 剂，水煎，分两次温服。

五诊：2011 年 7 月 5 日。末次月经为 2011 年 7 月 3 日，色红，量适中，少腹胀痛。舌淡红，苔薄，脉细弦。

处方：柴胡 10g，白芍 10g，枳壳 10g，牡丹皮 6g，栀子 10g，茯苓 15g，香附 10g，郁金 10g，当归 10g，生地黄 15g，浙贝母 10g，甘草 3g。2 剂，日 1 剂，水煎，分两次温服。

六诊：2011 年 7 月 11 日。月经已净，此次量适中，全身未见紫癜。舌淡红，苔薄中白厚，脉细弦。近日患感冒。

处方：水牛角 30g，牡丹皮 6g，生地黄 15g，白芍 10g，金银花 15g，连翘 12g，阿胶 10g，竹叶 10g，茯苓 12g，当归 10g，甘草 3g。4 剂，日 1 剂，水煎，分两次温服。

七诊：2011 年 7 月 18 日。头晕不适，大便不成形。舌淡红，苔薄黄，脉细。

处方：水牛角 30g，牡丹皮 6g，生地黄 15g，白芍 10g，阿胶 10g，当归 10g，黄芪 30g，白术 6g，防风 6g，茯苓 12g，板蓝根 15g，青黛 10g，甘草 3g。7 剂，日 1 剂，水煎，分两次温服。

八诊：2011 年 7 月 25 日。脱发明显，激素已停 1 个月。舌淡红，苔薄黄，脉缓。仍患感冒。

处方：水牛角 60g，牡丹皮 6g，生地黄 15g，白芍 10g，山茱萸 15g，茯苓 15g，泽泻 20g，山药 15g，玄参 15g，紫珠草 15g，阿胶 10g，甘草 3g，青黛 10g。7 剂，日 1 剂，水煎，分两次温服。

九诊：2011 年 8 月 1 日。头发仍易脱落，胃脘不适，乳房胀痛，末次月经为 2011 年 7 月 3 日。舌偏红，苔薄黄，脉缓。

处方：水牛角 60g，牡丹皮 6g，生地黄 15g，白芍 10g，阿胶 10g，紫珠草 18g，仙鹤草 18g，山茱萸 15g，枸杞子 15g，玄参 15g，麦冬 15g，甘草 3g，何首乌 15g。14 剂，日 1 剂，水煎，分两次温服。

十诊：2011 年 8 月 15 日。末次月经为 2011 年 8 月 12 日，色红，量中，夹血块，易疲劳，无痛经，夜间受凉，晨起矢气频繁，头发仍易脱落，服药后胃脘痛，乳房胀痛感有所缓解。舌淡红，苔薄白，脉细弦。

处方：水牛角 30g，生地黄 15g，牡丹皮 6g，白芍 15g，山茱萸 15g，茯苓 15g，泽泻 15g，山药 15g，枸杞子 15g，黄精 15g，女贞子 15g，旱莲草 15g，郁金 15g，枳壳 15g，甘草

3g。7剂，日1剂，水煎，分两次温服。

十一诊：2011年8月29日。夜寐欠佳，头发脱落。舌淡红，苔薄白，脉细弦。

处方：水牛角30g，生地黄15g，牡丹皮6g，白芍15g，阿胶10g，青黛10g，枸杞子15g，黄精15g，女贞子15g，旱莲草15g，酸枣仁12g，柏子仁12g，何首乌15g，甘草3g。7剂，日1剂，水煎，分两次温服。

十二诊：2011年9月19日。末次月经为2011年9月3日，月经量适中，易疲乏，脱发明显，易受凉，痰多。昨日大便3次、稀溏。舌淡红，舌薄白，脉细弦。激素已停3个月。

处方：水牛角30g，牡丹皮6g，生地黄15g，白芍10g，阿胶10g，青黛10g，枸杞子10g，黄精10g，党参15g，白术10g，茯苓10g，木香6g，黄连6g，神曲10g，甘草3g。7剂，日1剂，水煎，分两次温服。

十三诊：2011年9月26日。患者仍易疲乏，夜寐欠安，嘴角痤疮，喉咙疼痛，大便日1次、稀溏。舌淡红，苔薄白，脉细弦。

处方：水牛角30g，牡丹皮6g，生地黄15g，白芍10g，青黛10g，阿胶10g，当归10g，柴胡10g，枳壳10g，党参15g，白术10g，甘草3g。14剂，日1剂，水煎，分两次温服。

十四诊：2011年10月12日。代诉：患者症状稍好转，要求继续服药。守前方12剂。

十五诊：2011年10月24日。今日发热，咽痛，耳塞，头晕，咳嗽，自服感冒药后热退，其他症状未缓解。舌红，苔薄白，脉浮濡。

处方：紫苏叶 10g，党参 15g，柴胡 10g，茯苓 10g，枳壳 10g，陈皮 6g，蔓荆子 10g，板蓝根 15g，连翘 15g，杏仁 6g，金沸草 15g，甘草 3g。14 剂，日 1 剂，水煎，分两次温服。

十六诊：2011 年 10 月 31 日。感冒已愈，下腹胀感，自觉月经将至，今日便溏 1 次。舌淡红，苔薄白，脉细。

处方：水牛角 30g，牡丹皮 10g，生地黄 10g，赤芍 10g，青黛 10g，山茱萸 15g，枸杞子 15g，何首乌 15g，黄精 15g，川芎 6g，当归 10g，甘草 3g。7 剂，日 1 剂，水煎，分两次温服。

十七诊：2011 年 11 月 7 日。月经未潮，大便正常，疲劳，头痛。舌淡红，苔薄，脉细弦。

处方：青黛 10g，当归 10g，川芎 10g，赤芍 10g，山茱萸 15g，枸杞子 15g，牡丹皮 6g，茯苓 15g，益母草 18g，生地黄 15g，郁金 15g，牛膝 15g，甘草 3g。7 剂，日 1 剂，水煎，分两次温服。

十八诊：2011 年 11 月 14 日。末次月经为 2011 年 11 月 9 日，色红，量正常，夹有血块。服上药后胃痛，便溏加剧，纳可，寐欠安，易疲乏，口干，目痛，耳鸣。舌红，苔薄白，脉细弦。激素已停 5 个月。

处方：党参 15g，白术 10g，茯苓 15g，柴胡 10g，白芍 10g，枳壳 10g，远志 4g，钩藤 10g，山药 10g，甘草 3g。7 剂，日 1 剂，水煎，分两次温服。

十九诊：2011 年 11 月 18 日。昨日大便带血、色鲜红，自觉站立不稳，疲乏。舌淡红，苔薄，脉细弦。

处方：党参 15g，白术 10g，茯苓 15g，青黛 10g，槐花

10g，地榆 10g，山茱萸 15g，泽泻 10g，山药 15g，牡丹皮 6g，白芍 10g。4 剂，日 1 剂，水煎，分两次温服。

二十诊：2011 年 11 月 21 日。夜寐欠安，疲乏，右枕部疼痛，两目酸痛，纳可，大便正常。舌淡红，苔薄白，脉细弦。

处方：党参 15g，白术 10g，茯苓 15g，当归 10g，白芍 10g，生地黄 15g，玄参 15g，仙鹤草 15g，青黛 10g，水牛角 30g，牡丹皮 15g，甘草 3g。7 剂，日 1 剂，水煎，分两次温服。

二十一诊：2011 年 11 月 28 日。服药后头痛好转，夜寐尚可，面部痤疮再发，活动后胸闷气短，目干涩。上周便血 1 次，出血量少，耳鸣。舌红，苔薄白，脉缓，重按有力。激素已停 5 个月。末次月经为 2011 年 11 月 5 日。

处方：水牛角 30g，牡丹皮 6g，生地黄 15g，白芍 10g，仙鹤草 15g，旱莲草 15g，山茱萸 15g，枸杞子 15g，玄参 15g，麦冬 15g，甘草 3g。7 剂，日 1 剂，水煎，分两次温服。

二十二诊：2011 年 12 月 5 日。月经将至，耳鸣，纳可，反酸，自觉烘热，排便时肛门有灼热感，易急躁，夜寐欠佳。舌红，苔薄白，脉缓。

处方：水牛角 30g，牡丹皮 6g，生地黄 15g，白芍 10g，仙鹤草 15g，丹参 10g，旱莲草 15g，玄参 15g，麦冬 10g，酸枣仁 10g，枸杞子 10g，甘草 3g。7 剂，日 1 剂，水煎，分两次温服。

二十三诊：2011 年 12 月 12 日。月经 7 日已来潮，量较多，今未净。纳食稍减，脘闷，近日咽痛，大便调，尿急，偏黄。舌淡红，苔薄，脉缓。

处方：水牛角 30g，牡丹皮 6g，生地黄 15g，白芍 10g，

紫苏叶 10g，党参 15g，玄参 15g，麦冬 15g，仙鹤草 15g，陈皮 6g，半夏 6g，砂仁 6g，甘草 3g。7 剂，日 1 剂，水煎，分两次温服。

二十四诊：2011 年 12 月 19 日。服药后一般情况尚可，右耳常耳鸣，时有外耳道痛，手指尖凉感，二便调，夜寐欠安，易醒，性情较急，时呕清水。舌淡红，苔薄白，脉缓。末次月经为 2011 年 12 月 9 日。激素已停 6 个月。

处方：水牛角 30g，牡丹皮 6g，生地黄 15g，白芍 10g，郁金 10g，银柴胡 10g，玄参 10g，麦冬 10g，陈皮 6g，半夏 6g，青黛 10g，茯苓 15g，甘草 3g。7 剂，日 1 剂，水煎，分两次温服。

二十五诊：2011 年 12 月 26 日。右耳耳鸣、耳痛改善，疲乏，咽干涩，排便时肛门略有疼痛感，时有腹胀，流鼻涕，时见血丝。舌淡红，苔薄白，脉缓。

处方：水牛角 30g，牡丹皮 10g，生地黄 15g，白芍 10g，青黛 10g，鸡内金 12g，山楂 12g，板蓝根 12g，连翘 10g，麦冬 15g，半夏 6g，甘草 3g。6 剂，日 1 剂，水煎，分两次温服。

二十六诊：2012 年 1 月 3 日。近两日患者下腹痛，肠鸣音较频，排便时肛门疼痛，便后鲜血少量，仍右耳鸣，鼻腔内可见血丝，入睡困难，纳食减少。舌红，苔薄白，脉细缓。

处方：水牛角 30g，牡丹皮 10g，生地黄 15g，白芍 10g，青黛 10g，郁金 10g，香附 12g，柴胡 10g，枳壳 10g，仙鹤草 15g，甘草 3g。7 剂，日 1 剂，水煎，分两次温服。

二十七诊：2012 年 1 月 14 日。月经逾期 1 周，仍耳鸣，夜寐欠安。舌红，苔薄，脉细弦。

处方：当归 10g，白芍 10g，生地黄 15g，川芎 10g，柴胡 10g，郁金 10g，黄精 15g，何首乌 15g，酸枣仁 15g，柏子仁 15g，香附 10g，甘草 3g。7 剂，日 1 剂，水煎，分两次温服。

二十八诊：2012 年 1 月 21 日。查血常规：白细胞 $8.84 \times 10^9/L$，血红蛋白 125g/L，血小板 $229 \times 10^9/L$，血生化指标均在正常范围。近日有感冒前症状，耳中有搏动感。舌淡红，苔薄，脉细弦。月经于 2012 年 1 月 15 日来潮，量适中，偶夹血块。

处方：黄芪 18g，白术 10g，防风 6g，赤芍 10g，水牛角 30g，牡丹皮 10g，生地黄 15g，枸杞子 15g，菊花 10g，何首乌 15g，黄精 15g，酸枣仁 15g，首乌藤 18g，甘草 3g。7 剂，日 1 剂，水煎，分两次温服。

脾氨肽口服干冻粉 4mg，每日 1 次口服。

二十九诊：2012 年 2 月 6 日。时常上腹部不适，近日咽痛，夜寐欠佳，易醒，咽红。舌淡红，苔白偏厚，脉近数。

处方：水牛角 30g，牡丹皮 10g，生地黄 10g，白芍 10g，板蓝根 15g，黄芪 18g，白术 10g，防风 6g，柴胡 10g，枳壳 10g，鸡内金 10g，神曲 15g，紫苏叶 10g，甘草 3g。5 剂，日 1 剂，水煎，分两次温服。

脾氨肽口服冻干粉 4mg，每日 1 次口服。

三十诊：2012 年 2 月 25 日。夜寐欠佳，多梦，近日感冒，咽部不适，咳痰，纳少，口干欲饮，昨日进食冰冷食物，腹泻数次，大便稀薄，小便正常，平素痰多。舌淡红，苔薄白，脉细缓。激素已停 8 个月。

处方：水牛角 30g，牡丹皮 10g，生地黄 10g，白芍 10g，

黄芪 18g，女贞子 15g，灵芝 30g，山药 15g，麦冬 10g，酸枣仁 15g，白术 10g，防风 6g，甘草 3g。7 剂，日 1 剂，水煎，分两次温服。

三十一诊：2012 年 5 月 5 日。5 月 3 日复查血常规、血生化全套，均正常。今日有感冒症状，声音稍嘶哑，喉中有阻塞感，时常反酸，疲乏，寐安，食欲稍差，大便 1～2 日一行。舌淡红，苔薄白，脉细。末次月经为 2012 年 4 月 11 日。

处方：黄芪 30g，白术 10g，防风 6g，女贞子 15g，灵芝 30g，山药 15g，紫苏叶 10g，当归 10g，陈皮 6g，半夏 6g，板蓝根 12g，甘草 3g。7 剂，日 1 剂，水煎，分两次温服。

三十二诊：2012 年 8 月 6 日。患者一般状况良好，自觉咽干，痰黏，头痛，排尿热感、色黄。舌淡红，苔薄，脉细弦。末次月经为 2012 年 7 月 9 日。

处方：黄芪 15g，白术 10g，防风 6g，金银花 12g，连翘 12g，柴胡 10g，香附 10g，牛蒡子 10g，前胡 10g，桔梗 6g，白芍 10g，枳壳 10g，甘草 3g。3 剂，日 1 剂，水煎，分两次温服。

三十三诊：2012 年 8 月 9 日。口腔溃疡，畏冷，头痛，夜寐欠安。舌偏红，苔白厚，脉细近数。

处方：金银花 15g，连翘 15g，淡竹 10g，板蓝根 15g，藿香 10g，黄芪 15g，玄参 15g，生地黄 15g，薄荷 6g，白术 10g，紫苏叶 10g，甘草 3g。3 剂，日 1 剂，水煎，分两次温服。

脾氨肽口服冻干粉 4mg，每日 1 次口服。

三十四诊：2012 年 9 月 10 日。仍有口腔溃疡，太阳穴处有压痛，甩头时有头晕，无恶心，近日左颔下、项部疼痛，查体无淋巴结肿大，食欲不振，纳食减少，口淡乏味，寐安，二便调。舌淡红、边有齿痕、尖有点刺，苔白稍厚，脉细缓。末次月经为 2012 年 9 月 6 日，目前月经未净。

处方：玄参 15g，生地黄 15g，麦冬 15g，女贞子 15g，旱莲草 15g，薄荷 6g，黄芪 15g，白术 10g，防风 6g，茯神 15g，山楂 15g，甘草 3g，党参 12g。7 剂，日 1 剂，水煎，分两次温服。

三十五诊：2012 年 9 月 17 日。口腔溃疡已愈，头痛，无头晕，寐欠安，梦多，白天思睡，食欲欠佳，纳食减少，二便调。舌淡红，苔薄白，脉细弦。

处方：当归 10g，白芍 10g，熟地黄 15g，黄芪 15g，生晒参 15g，白术 10g，茯苓 10g，女贞子 15g，旱莲草 15g，麦冬 10g，玄参 10g，酸枣仁 12g，柏子仁 12g，首乌藤 15g，甘草 3g，鸡内金 10g。7 剂，日 1 剂，水煎，分两次温服。

三十六诊：2012 年 9 月 24 日。太阳穴处痛，左耳听及"咚咚"声，无头痛，夜寐尚可，昨日寐差，晨起咽痛，精神欠佳，纳食差，食后反酸，上腹部不适感，无腹胀，无恶心呕吐，肘关节、指间关节酸痛感，二便调。舌淡尖红、有点刺，苔薄白，脉弦细近数。

处方：当归 10g，白芍 10g，熟地黄 15g，黄芪 18g，生晒参 15g，茯苓 15g，白术 15g，防风 6g，山楂 15g，鸡内金 10g，山药 15g，玄参 15g，紫苏叶 10g，甘草 3g。14 剂，日 1 剂，水煎，分两次温服。

三十七诊：2013 年 2 月 25 日。一般情况尚可，颈项部湿疹涂药后好转，手臂及下肢无瘀斑，耳鸣，月经正常，末次月经为 2012 年 2 月 9 日。舌淡红，苔薄，脉弦偏细。

处方：当归 10g，白芍 10g，生地黄 15g，生晒参 10g，白术 10g，茯苓 15g，山茱萸 10g，枸杞子 10g，山药 15g，牡丹皮 6g，钩藤 15g，天麻 15g，甘草 3g，石斛 15g，黑豆 15g。14 剂，日 1 剂，水煎，分两次温服。

脾氨肽口服冻干粉 4mg，每日 1 次口服。

三十八诊：2013 年 8 月 24 日。患者近 2 周工作繁重，压力大，出现头痛，以太阳穴处明显，无头晕，伴耳鸣、疲乏，无咳嗽、流涕、发热等不适，纳尚可，夜寐欠佳，小便正常，大便 1 日一行、质软难排。舌红、有点刺、边有齿痕，少苔，脉细。末次月经为 2012 年 7 月 31 日，色鲜红，量较前增多，夹多量血块，无痛经。

处方：当归 10g，白芍 10g，生地黄 15g，生晒参 10g，白术 10g，茯苓 15g，黑豆 15g，紫草 15g，决明子 18g，麦冬 15g，甘草 3g。7 剂，日 1 剂，水煎，分两次温服。

三十九诊：2016 年 12 月 26 日。疲乏，口干喜饮，痰黏，胸闷，气短，纳差，夜寐易醒，呵欠频作，大便日 3 次、量少质黏，小便黄，左耳鸣。经行量少，末次月经为 2012 年 12 月 12 日，色暗红。舌淡红，苔薄白，脉细。

处方：当归 10g，白芍 10g，川芎 6g，熟地黄 15g，钩藤 15g，天麻 10g，葛根 15g，枸杞子 15g，石斛 15g，百合 10g，郁金 10g，女贞子 15g，旱莲草 15g，柴胡 10g，枳壳 10g，甘草 3g。10 剂，日 1 剂，水煎，分两次温服。

按语：本案患者确诊为血栓性血小板减少性紫癜 3 月余，曾服用糖皮质激素治疗，易反复感冒。《血证论》云："凡病血者，无不由于水亏，水亏则火盛。"肾为先天之本，藏精主骨，生髓化血，肾阴虚则火热内生，迫血妄行，则见肌衄；脾为后天之本，气血生化之源，且脾主统血，脾虚则血失固摄，溢于脉外而见出血。杜建教授认为，本病为血证，证属脾肾亏虚，阴虚动血。治以补益脾肾，滋阴清热，凉血散瘀，方用六味地黄丸合犀角地黄汤加减。六味地黄丸中，生地黄补肾益精，滋阴养血；山药滋补脾肾，先后天同调；山茱萸补益肝肾。三药相合，是谓"三补"。茯苓淡渗健脾，以助山药之健运；泽泻利湿泻浊；牡丹皮清泄虚热。诸药同用，补泻兼施，使肾精得补，脾气健旺，则血行脉中而不外溢。合犀角地黄汤凉血散瘀，加阿胶补血止血，滋阴润燥；青黛清热，凉血消斑。血为气之母，血虚均伴有不同程度的气虚症状，故以生晒参、黄芪补气生血。因患者反复感冒，以玉屏风散补益肺气。

病例 2

韩某，男，2 岁。初诊日期：2017 年 5 月 27 日。

主诉：右侧肋部及双下肢局部皮肤紫癜 3 个月。

患者 3 个月前出现右侧肋部及双下肢局部皮肤紫癜，伴胁肋区轻度肿胀，大便硬结，血尿。凝血因子 V 活性测定 1.4，凝血因子 Ⅷ 活性测定 3.5，凝血因子 Ⅸ 活性测定 0.2，考虑血友病。舌淡红，苔厚，脉细数。

辨证：脾气亏虚，阴虚火旺，迫血妄行。

治法：补益脾气，滋阴降火，凉血散瘀。

处方：水牛角 10g，白芍 6g，牡丹皮 4g，生地黄 6g，旱莲草 6g，仙鹤草 6g，侧柏叶 6g，血余炭 4g，藕节 10g，瓜蒌 10g，玄参 6g，决明子 10g，火麻仁 10g，甘草 3g。4 剂，日 1

剂，水煎，分两次温服。

二诊：2017 年 5 月 31 日。胁部紫斑渐消，左足踝有紫斑少许，寐安，纳可，急躁，无发热，咽红，二便调。舌淡红，苔白，脉细缓。

处方：水牛角 10g，白芍 6g，藕节 10g，玄参 6g，瓜蒌 10g，生地黄 6g，旱莲草 6g，侧柏叶 6g，血余炭 4g，麦芽 18g，谷芽 18g，土茯苓 10g，甘草 3g。5 剂，日 1 剂，水煎，分两次温服。

三诊：2017 年 6 月 5 日。紫斑渐消，皮肤痒，丘疹，咳嗽，纳可，寐安，烦躁，无发热，大便软。舌淡红，苔黄厚，脉细。

处方：水牛角 15g，白芍 6g，牡丹皮 4g，生地黄 6g，仙鹤草 10g，血余炭 4g，白鲜皮 6g，地肤子 5g，蝉蜕 4g，土茯苓 10g，连翘 6g，鱼腥草 10g，太子参 10g，甘草 3g。5 剂，日 1 剂，水煎，分两次温服。

四诊：2017 年 6 月 10 日。药后紫斑渐消，未见新的出血点，皮肤痒，有丘疹，烦躁，饮水呛咳，纳可，寐安，大便软，无发热。舌偏红，苔黄，脉细。

处方：水牛角 15g，白芍 6g，牡丹皮 4g，生地黄 6g，仙鹤草 10g，侧柏叶 6g，蝉蜕 4g，连翘 6g，白鲜皮 6g，地肤子 6g，太子参 10g，白术 6g，茯苓 6g，甘草 3g。5 剂，日 1 剂，水煎，分两次温服。

五诊：2017 年 6 月 15 日。皮肤干燥，皮肤痒、脱屑，有细小丘疹，纳可，寐安，无发热，烦躁缓解，大便软。舌淡红，苔白，脉细。脉搏 79 次 / 分。

处方：水牛角 15g，白芍 6g，牡丹皮 4g，生地黄 10g，白鲜皮 6g，地肤子 6g，土茯苓 15g，连翘 6g，木贼草 4g，玄参 6g，紫苏叶 6g，甘草 3g，太子参 10g。7 剂，日 1 剂，水煎，分两次温服。

六诊：2017 年 6 月 21 日。皮肤干燥缓解，皮肤痒、脱屑、色红，有细小丘疹，纳可，寐安，大便软，急躁。舌淡红，苔白，脉细近数。脉搏 88 次 / 分。

处方：水牛角 15g，白芍 6g，牡丹皮 6g，生地黄 10g，木贼草 6g，土茯苓 12g，太子参 10g，连翘 6g，白鲜皮 6g，地肤子 6g，玄参 6g，女贞子 6g，旱莲草 6g，甘草 3g。7 剂，日 1 剂，水煎，分两次温服。

七诊：2017 年 7 月 1 日。时有暗红斑散发，皮肤丘疹（湿疹）、色红、痒，有抓痕，急躁，纳差，寐安，大便软。舌淡红，苔白润，脉细数。

处方：水牛角 15g，白芍 6g，牡丹皮 6g，生地黄 10g，木贼草 6g，香附 6g，土茯苓 15g，芋环干 15g，连翘 10g，麦冬 6g，白鲜皮 6g，地肤子 6g，金银花 6g，山楂 10g，麦芽 18g，谷芽 18g，甘草 3g。7 剂，日 1 剂，水煎，分两次温服。

八诊：2017 年 7 月 6 日。皮肤瘀斑散发，皮肤丘疹色红、痒，有抓痕，急躁，纳可，寐安，大便软。舌偏红，苔白润，脉细滑稍数。

处方：水牛角 15g，白芍 6g，牡丹皮 6g，生地黄 6g，土茯苓 15g，芋环干 15g，连翘 6g，麦冬 6g，金银花 6g，白鲜皮 6g，地肤子 6g，山楂 6g，鸡内金 6g，麦芽 18g，谷芽 18g，甘草 3g。7 剂，日 1 剂，水煎，分两次温服。

九诊：2017 年 7 月 12 日。药后皮肤斑疹渐消，未见发热，皮肤痒渐消，情绪未稳，纳可，晨起尿黄，寐安，大便稠。舌偏红，苔白润，脉细数。

处方：水牛角 15g，牡丹皮 6g，生地黄 6g，土茯苓 15g，芋环干 15g，玄参 6g，白芍 6g，白鲜皮 6g，地肤子 6g，太子参 12g，何首乌 6g，甘草 3g，白术 6g。7 剂，日 1 剂，水煎，分两次温服。

十诊：2017 年 7 月 19 日。右足稍肿胖，皮肤丘疹，渐消微红，皮下无明显瘀青，无发热，急躁，纳可，寐安，大便先成形后溏软，日 1 次，小便时黄。舌红，苔少，脉细数。

处方：水牛角 15g，牡丹皮 6g，生地黄 6g，玄参 10g，白芍 10g，白鲜皮 6g，地肤子 6g，太子参 12g，淡竹叶 6g，山楂 15g，土茯苓 10g，连翘 6g，甘草 3g。7 剂，日 1 剂，水煎，分两次温服。

十一诊：2017 年 8 月 5 日。左足踝皮肤瘀青，皮肤时痒、脱皮，丘疹数发，急躁，纳差，寐安，大便软。舌淡红，苔白润，脉细。

处方：水牛角 15g，白芍 6g，牡丹皮 6g，生地黄 6g，土茯苓 12g，太子参 10g，仙鹤草 10g，侧柏叶 10g，连翘 6g，淡竹叶 6g，鸡内金 6g，山楂 6g，甘草 3g。7 剂，日 1 剂，水煎，分两次温服。

十二诊：2017 年 8 月 9 日。足背、肘窝处湿疹瘙痒，流黄色液体，右侧腹股沟处皮疹，皮肤紫癜以下肢为主，纳差，寐安，二便自调，烦躁。舌淡红苔白，脉细。

处方：水牛角 15g，白芍 6g，牡丹皮 6g，生地黄 6g，连翘 6g，白鲜皮 6g，地肤子 6g，山楂 10g，鸡内金 6g，仙鹤草 10g，麦芽 18g，谷芽 18g，炒莱菔子 6g，白术 6g，太子参 10g，甘草 3g。7 剂，日 1 剂，水煎，分两次温服。

十三诊：2017 年 8 月 16 日。皮肤丘疹色红、脱屑、痒，下肢皮下瘀青，右手稍肿，纳可，寐安，大便软。舌淡红，苔微黄，脉细弦。

处方：水牛角 15g，白芍 6g，牡丹皮 6g，生地黄 10g，太子参 12g，鸡内金 6g，山楂 6g，白术 6g，仙鹤草 10g，侧柏叶 10g，旱莲草 10g，炒莱菔子 6g，甘草 3g，土茯苓 10g，木贼草 4g。7 剂，日 1 剂，水煎，分两次温服。

十四诊：2017 年 8 月 30 日。皮肤丘疹渐消，色红、痒，未见明显瘀青，纳可，寐安，大便软。舌淡红，苔微黄，脉细弦。

处方：水牛角 15g，白芍 6g，牡丹皮 6g，生地黄 10g，太子参 12g，仙鹤草 10g，侧柏叶 10g，木贼草 4g，山楂 6g，旱莲草 6g，白术 6g，茯苓 6g，车前草 6g，甘草 3g。7 剂，日 1 剂，水煎，分两次温服。

十五诊：2017 年 9 月 6 日。双下肢皮肤瘙痒，丘疹伴脱屑，皮下紫癜未发现，纳可，寐尚安，二便自调，齿黑。舌淡红，苔白厚，脉细缓。

处方：水牛角 15g，白芍 6g，牡丹皮 6g，生地黄 10g，太子参 12g，仙鹤草 10g，侧柏叶 10g，山楂 10g，白术 10g，茯苓 10g，黄芪 15g，山楂 15g，木贼草 6g，甘草 3g。7 剂，日 1 剂，水煎，分两次温服。

十六诊：2017 年 9 月 13 日。服药后症减，双下肢皮疹减轻，昨日下午大便质稀，纳差，寐安，小便调，未见皮下紫癜。舌偏红，苔薄白，脉细缓。

处方：水牛角15g，白芍6g，牡丹皮6g，生地黄10g，太子参10g，山楂10g，鸡内金6g，麦芽18g，谷芽18g，枳实6g，神曲6g，茯苓10g，山药10g，黄芪10g，芡实10g，甘草3g。7剂，日1剂，水煎，分两次温服。

十七诊：2017年9月20日。右下肢皮下瘀青，丘疹渐消，丘疹色红、痒，大便软，日解1次，小便调，纳差，寐安，汗可。舌微红，苔微黄，脉滑。

处方：水牛角15g，白芍6g，牡丹皮6g，生地黄10g，神曲10g，炒麦芽30g，炒谷芽30g，山楂6g，浙贝母6g，黄芪10g，太子参10g，连翘6g，甘草3g。7剂，日1剂，水煎，分两次温服。

十八诊：2017年9月27日。右下肢皮下瘀青渐消，丘疹少许，色稍红、痒，纳可，寐安，大便软，口稍干渴饮。舌稍红，苔黄润，脉滑。

处方：水牛角15g，白芍6g，牡丹皮6g，生地黄10g，太子参10g，黄芪10g，白术6g，防风4g，连翘6g，黑豆6g，玉竹6g，甘草3g。14剂，日1剂，水煎，分两次温服。

十九诊：2017年10月11日。4天前患者撞伤左面颊部，皮下稍青，下肢稍青紫，左眼睑丘疹红肿、时痒，皮肤痒，纳差，寐安，大便1～2日1次，小便晨起黄。舌淡红暗，苔白稍厚，脉细。

处方：水牛角15g，白芍6g，牡丹皮6g，生地黄6g，太子参10g，黄芪10g，白术6g，防风4g，土茯苓12g，仙鹤草

10g，玉竹 6g，甘草 3g，蒲公英 10g。14 剂，日 1 剂，水煎，分两次温服。

二十诊：2017 年 10 月 21 日。家属代诉：双下肢皮下紫癜又发作，今日流清涕，夜寐汗出，纳差，寐欠安，二便自调，舌偏红，苔薄白，脉细缓。10 月 17 日复查活化部分凝血活酶时间 45.8 秒（↑），凝血因子IX活性测定 14.5（↓）。

处方：太子参 10g，白术 6g，茯苓 6g，黄芪 10g，防风 4g，水牛角 18g，仙鹤草 10g，侧柏叶 10g，生地黄 6g，牡丹皮 4g，白芍 6g，甘草 3g。3 剂，日 1 剂，水煎，分两次温服。

二十一诊：2017 年 10 月 25 日。双下肢皮下紫癜，皮肤不燥、痒，脱屑、丘疹散发，面部散发丘疹，纳差，时欲呕，寐欠安，时有醒哭，大便软。舌淡红，苔白，脉细近数。

处方：水牛角 10g，白芍 6g，牡丹皮 4g，生地黄 6g，连翘 6g，黄芪 10g，白术 6g，防风 4g，白鲜皮 10g，地肤子 10g，板蓝根 10g，太子参 12g，山楂 6g，甘草 3g。3 剂，水煎，日 1 剂，分两次温服。

二十二诊：2017 年 10 月 28 日。双下肢瘀青已退，双下肢皮肤丘疹色红、脱屑，左手无名指肿、瘀青，左手丘疹色红，流清涕，咳嗽无痰，纳差，寐尚安，二便调，无发热。舌淡红，苔微黄，脉滑。

处方：柴胡 6g，白芍 6g，牡丹皮 6g，水牛角 15g（自备），生地黄 6g，太子参 10g，紫苏叶 4g，连翘 6g，浙贝母 6g，淡竹叶 6g，甘草 3g。3 剂，日 1 剂，水煎，分两次温服。

二十三诊：2017 年 10 月 31 日。外感已除，右手大鱼际处痛、稍紫，双下肢皮肤丘疹瘙痒，右手无名指青紫、肿，纳稍差，寐安，二便调。舌偏红，苔白稍厚，指纹紫滞，过风关。

处方：水牛角15g，白芍6g，牡丹皮6g，生地黄6g，紫珠草10g，太子参10g，土茯苓10g，连翘6g，淡竹叶6g，黄芪12g，白术6g，防风4g，甘草3g。4剂，水煎，日1剂，分两次温服。

二十四诊：2017年11月4日。双下肢湿疹，左手指仍有肿胀，便糊，日行2～3次，纳可，寐安。舌淡红，苔薄微黄，脉细。

处方：板蓝根10g，鱼腥草10g，水牛角12g，白芍6g，牡丹皮4g，生地黄6g，蒲公英12g，浙贝母6g，淡竹叶6g，桔梗4g，甘草3g，连翘6g。4剂，日1剂，水煎，分两次温服。

二十五诊：2017年11月8日。左手指肿胀、瘀青已除，下肢皮肤丘疹，色稍红、痒，皮肤脱屑，纳可，寐尚安，小便调，大便尚可，咳嗽，无流涕。舌淡红，苔薄白，脉细。

处方：板蓝根10g，鱼腥草10g，水牛角12g，白芍6g，生地黄6g，牡丹皮4g，淡竹叶6g，桔梗4g，连翘6g，金银花6g，薄荷4g，太子参10g，白术6g，甘草3g。5剂，日1剂，水煎，分两次温服。

二十六诊：2017年11月13日。大便呈糊状，日1～2次，无咳嗽，下肢皮肤丘疹渐消，左手指稍肿，皮下无瘀青，纳可，寐尚安，小便调，手心时热。舌偏红，苔白润，脉细。

处方：水牛角12g（先煎），牡丹皮4g，白芍6g，生地黄6g，仙鹤草10g，侧柏叶10g，太子参10g，黄芪10g，连翘10g，紫珠草10g，蒲公英10g，甘草3g。7剂，日1剂，水煎，分两次温服。

二十七诊：2017年11月20日。大腿皮下瘀青已消退，下肢皮肤丘疹渐消，干燥脱屑，左手指消肿，纳可，夜寐辗转，喜俯卧，有鼾声，便软，日1～2次，左手心稍热。舌淡红，苔白润，脉细。

处方：水牛角12g，牡丹皮4g，白芍6g，生地黄6g，黄芪10g，太子参10g，紫珠草10g，蒲公英10g，仙鹤草10g，莲子6g，麦冬4g，甘草3g。7剂，日1剂，水煎，分两次温服。

二十八诊：2017年11月27日。皮下无瘀青，皮疹消失，纳可，寐安，时辗转不安，大便软。舌尖稍红，苔薄，脉细缓。

处方：水牛角12g，牡丹皮4g，生地黄6g，白芍4g，黄芪10g，太子参10g，仙鹤草10g，侧柏叶10g，山药6g，山楂6g，白术6g，甘草3g。7剂，日1剂，水煎，分两次温服。

二十九诊：2017年12月4日。皮下无瘀青，皮疹已消，皮肤稍干，纳可，寐尚安，二便调，时呕吐。舌淡红，苔薄白，脉细。

处方：水牛角12g，牡丹皮4g，生地黄6g，白芍6g，陈皮4g，法半夏4g，茯苓6g，竹茹6g，枳壳6g，太子参10g，黄芪10g，山楂6g，白术6g，麦芽12g，谷芽12g，甘草3g。7剂，日1剂，水煎，分两次温服。

三十诊：2017年12月11日。右下肢皮下瘀青，左下肢皮肤丘疹散发，色稍暗，纳可，寐尚安，小便调，大便稀溏，日1～2次。舌淡红，苔白，脉细数。

处方：水牛角12g，牡丹皮4g，白芍6g，生地黄6g，白术 6g，防风 3g，太子参 10g，紫苏叶 4g，仙鹤草 10g，侧柏叶 10g，甘草 3g，炒麦芽 18g，谷芽 18g。7 剂，日 1 剂，水煎，分两次温服。

三十一诊：2017 年 12 月 18 日。傍晚时腹泻、质稀，日 1~2 次，左下肢皮肤痒，皮下瘀青消除，纳可，寐尚安。舌暗红，苔薄白，脉细迟数。

处方：水牛角 12g，牡丹皮 4g，白芍 6g，生地黄 6g，白术 6g，太子参 10g，黄芪 10g，防风 4g，神曲 10g，仙鹤草 10g，侧柏叶 10g，陈皮 3g，法半夏 3g，甘草 3g。7 剂，日 1 剂，水煎，分两次温服。

三十二诊：2017 年 12 月 25 日。傍晚时大便稀溏，日 1 次，不成形，小便尚可、时臭，皮下无瘀青，下肢皮肤痒、脱屑，流白涕，无咳嗽，无发热，出汗正常，纳可，寐尚安。舌稍红，苔微黄，脉细偏浮。

处方：黄芪 10g，白术 6g，防风 4g，水牛角 12g，牡丹皮 4g，白芍 6g，生地黄 6g，太子参 10g，茯苓 6g，神曲 10g，麦芽 18g，谷芽 18g，山药 10g，甘草 3g。7 剂，日 1 剂，水煎，分两次温服。

三十三诊：2018 年 1 月 2 日。症状同前，大便前硬后软，前几天曾跌倒，左膝内侧稍紫。舌淡红，苔薄白，脉细弦。

处方：水牛角 12g，牡丹皮 4g，生地黄 6g，太子参 10g，白术 6g，瓜蒌 8g，茯苓 10g，山药 10g，麦芽 18g，谷芽 18g，芡实 10g，甘草 3g。7 剂，日 1 剂，水煎，分两次温服。

三十四诊：2018 年 1 月 8 日。皮肤瘀青已消退，大便溏，日 1 次，小便调，寐尚可，纳可，右下肢皮肤稍青。舌淡红，苔白，脉细。

处方：水牛角 12g，白芍 10g，牡丹皮 4g，生地黄 6g，神曲 10g，山楂 6g，太子参 10g，白术 6g，茯苓 6g，山药 10g，麦芽、谷芽各 18g，甘草 3g。7 剂，水煎，日 1 剂，分两次温服。

三十五诊：2018 年 1 月 15 日。左侧胸部皮下青紫，伴皮下结节如绿豆大小，纳可，寐安，大便时溏，1～2 日 1 次，小便调。舌偏红，苔薄黄，脉细缓。

处方：水牛角 12g，白芍 10g，牡丹皮 4g，生地黄 6g，太子参 10g，白术 6g，山楂 6g，麦芽 12g，谷芽 12g，山药 6g，地龙干 10g，枳壳 6g，甘草 3g。7 剂，日 1 剂，水煎，分两次温服。

三十六诊：2018 年 1 月 18 日。鼻塞，流清涕，纳可，寐安，二便自调，无咳嗽、咳痰。舌暗红，苔薄白，脉细缓。

处方：黄芪 10g，防风 4g，紫苏叶 6g，板蓝根 10g，黄芩 4g。3 剂，日 1 剂，水煎，分两次温服。

三十七诊：2018 年 1 月 22 日。咳嗽无痰，呕吐，流白涕，无发热，纳可，二便调，腹部皮下瘀青。舌淡红，苔薄白，脉细近数。

处方：紫苏叶 6g，太子参 10g，陈皮 4g，法半夏 4g，板蓝根 10g，连翘 6g，薄荷 4g，鱼腥草 10g，黄芩 4g，金银花 6g，淡竹叶 6g，甘草 3g。2 剂，日 1 剂，水煎，分两次温服。

三十八诊：2018 年 1 月 24 日。咳嗽减轻，无痰，鼻塞，流清涕，无发热，汗出，纳可，寐安，二便调，腹部皮下瘀青渐消。舌淡红，苔薄白，脉细近数。

处方：紫苏叶 6g，太子参 10g，黄芪 10g，白术 6g，防风 3g，黄芩 4g，连翘 6g，神曲 10g，木香 3g，甘草 3g。3 剂，日 1 剂，水煎，分两次温服。

按语：本案患者西医诊断为血友病，是因先天性凝血因子缺乏导致的出血性疾病。杜建教授认为本病属"血证"。脾主统血，脾虚则血失固摄，溢于脉外而见出血。本案证属脾气亏虚，阴虚火旺，血溢脉外。治以补益脾气，滋阴降火，凉血散瘀。初诊急则治其标，方用犀角地黄汤加减。水牛角、白芍、牡丹皮、生地黄清热解毒，凉血散瘀，连翘散郁热，加仙鹤草、侧柏叶、血余炭、藕节凉血止血，木贼草散风清热、止血。三诊紫斑渐消，则合四君子汤健脾益气，加山楂、鸡内金、麦芽、谷芽健脾消食，以治其本。患者大便干结，加瓜蒌、玄参、决明子、火麻仁润肠通便。

【血友病的饮食建议】

1. 选择优质蛋白、富含维生素（尤其是增加维生素 C、维生素 E 及胡萝卜素、维生素 K）、富含铁且少渣、易消化的食物，增加提高免疫功能的食物摄入，如奶制品、蛋类、瘦肉、豆制品、蘑菇、卷心菜、圆白菜等。

2. 可给予具有补脾益气、清热生津、凉血止血功效的药食，如山药、黄芪、党参、当归、芡实、百合、玉竹、枸杞子、生地黄、马齿苋等。

3. 不宜食用偏热性、辛辣、厚味的食物，如羊肉、狗肉、辣椒、肥肉及烟酒之类。

【食疗方建议】

1. 猪肝绿豆粥

材料：新鲜猪肝，粳米各 100g，绿豆 60g，调料适量。

制作：先将猪肝洗净，切成片备用，绿豆、粳米洗净共入锅中，加适量水，用旺火煮沸后，再改用小火慢熬。粥熟时，加入猪肝，待猪肝熟后调味即可。

功效：养阴柔肝，清热解毒。

2. 藕节二叶汤

材料：藕节 5 个，荞麦叶、枸杞子叶各 100g。

制作：将上述食材洗净，水煎取汁饮服。

功效：清热解毒，凉血止血。

3. 猪皮茅根蜜饮

材料：猪皮 500g，茅根 60g，白蜜适量。

制作：将猪皮去毛洗净，切块备用，茅根水煎取汁后，纳入猪皮煮至稠黏，调入白蜜拌匀煮沸即成。

功效：清热养阴，凉血止血，适用于血热妄行。

4. 花生红枣汤

材料：生花生仁 10 个（带红衣），大枣 4 个。

制作：先将大枣煮熟去核，枣汤备用。生花生仁与红枣共捣成泥状。每日服 1 剂，以枣汤送服。

功效：治疗血小板减少性紫癜，有升高血小板、消退紫癜之功。

汗　证

孟某，女，71 岁。初诊日期：2020 年 4 月 30 日。

主诉：反复汗多 1 年余。

患者诉近 1 年多来，背部出汗多，胃脘胀，嗳气，口苦，口臭，口酸，咽中黏痰，疲乏，夜寐噩梦，醒后心悸，纳可，小便尚调，大便2～3日一行、欠畅，质尚可。舌淡红、边有齿印，苔黄，脉细缓，重按无力。有浅表性胃炎病史。

辨证：湿郁热蒸。

治法：清热利湿，滋阴安神。

处方：三妙散合生脉散、左金丸加减。百合15g，女贞子15g，黑豆15g，白芍10g，炒酸枣仁15g，柏子仁15g，珍珠母30g（先煎），生晒参15g，麦冬15g，五味子6g，山楂15g，鸡内金15g，大腹皮15g，苍术10g，黄柏10g，薏苡仁15g，吴茱萸3g，黄连6g，甘草3g。7剂，水煎，日1剂，分两次服。

二诊：2020年5月7日。诉服药3剂即感疗效明显，现已汗出正常，仍觉胃胀，嗳气缓，夜寐改善，时觉心悸，夜间稍觉口苦，咽中有痰，二便调。舌淡红，苔微黄，脉细缓、偶结。

处方：百合15g，女贞子15g，黑豆15g，白芍10g，酸枣仁15g，柏子仁15g，珍珠母30g（先煎），生晒参15g，麦冬10g，五味子6g，柴胡10g，枳壳10g，黄芪15g，白术15g，苍术10g，黄芩10g，吴茱萸3g，黄连6g，甘草3g。14剂，水煎，日1剂，分2次服。

14剂后随访，患者症状均改善，遂停服中药。

按语： 汗证是由于阴阳失调，腠理不固，而致汗液外泄失常的病证。根据临床表现，本案证属湿郁热蒸，治宜清热利湿，滋阴安神。初诊方中予百合、白芍滋阴柔肝，女贞子、黑豆补肾益阴清热，合生晒参、麦冬、五味子益气养阴。汗为心之液，方中加炒酸枣仁、柏子仁、珍珠母既可宁心安神，又可益心气敛汗。同时予黄柏、薏苡仁清利湿热，化湿和营；吴茱黄、黄连疏肝泻火，和胃降逆；山楂、鸡内金、大腹皮理气健胃。全方虚实并治，故疗效满意，患者仅服用3剂即汗出正常，夜寐改善。二诊重在调理肝胃气机，方中予柴胡、枳壳上调肝气，下调肠道气，一上一下，使气机通畅；同时予黄芩清上焦之热，黄芪益气固表。

消　渴

吴某，女，62岁。初诊日期：2019年3月9日。

主诉：糖尿病10年余，胸闷2年。

患者患糖尿病10年余，近两年觉胸闷，活动后气喘、心悸，疲乏，畏寒，汗多，纳可，时目痒，口干口苦，寐欠安，大便干，2～3日一行，小便黄，舌淡红、有齿印，苔黄，脉细弦。已绝经7年。查餐后2小时血糖7.85mmol/L，糖化血红蛋白8.5%；心电图检查正常。

辨证：肾阴不足，肝郁化火。

治法：滋养肾阴，疏肝泻火。

处方：玄参15g，麦冬10g，生地黄15g，白芍10g，石斛15g，生晒参15g，五味子6g，瓜蒌18g，火麻仁15g，决明子15g，女贞子15g，旱莲草15g，郁金10g，牡丹皮5g，栀子10g，甘草36g。7剂，日1剂，水煎，分两次温服。

二诊：2019年3月23日。服上药后胸闷减轻，无气喘，心悸减轻，胃脘胀，无嗳气，咳嗽无痰，目不痒，肛门瘙痒，大便不干，日1次，小便不黄，无疲乏，口干口苦。舌淡红、有齿印，苔黄，脉细弦。空腹血糖5.6mmol/L。

处方：玄参 15g，麦冬 10g，生地黄 15g，白芍 19g，石斛 15g，生晒参 15g，五味子 6g，瓜蒌 15g，火麻仁 15g，黄芪 18g，升麻 6g，柴胡 6g，牡丹皮 6g，栀子 10g，郁金 15g，女贞子 15g，百合 15g，甘草 3g。14 剂，日 1 剂，水煎，分两次温服。

三诊：2019 年 4 月 8 日。药后诸症缓解，无胸闷，无心悸，咳止，大便欠畅，1～2 日一行、质硬，小便频，夜尿 3 次，小便不黄，小腹痛，无疲乏，口干不苦，腹胀，嗳气，咽胀。舌淡红、有齿印，苔黄，脉细弦。

处方：玄参 15g，麦冬 15g，生地黄 15g，荷叶 10g，山楂 15g，决明子 10g，党参 15g，白术 15g，茯苓 15g，陈皮 6g，法半夏 6g，石斛 15g，益智仁 15g，枸杞子 10g，菊花 10g，何首乌 15g，甘草 3g，台乌药 15g。14 剂，日 1 剂，水煎，分两次温服。

按语：本案患者患糖尿病 10 余年，血糖控制不良，依据临床表现，结合舌脉，符合肾阴不足，肝郁化火之证，治以滋养肾阴，疏肝泻火。方中地黄生用，滋阴生津；玄参、麦冬、五味子、生晒参、石斛滋阴益气；郁金、栀子凉血清热泻火；牡丹皮清泻相火；女贞子、旱莲草养肾阴，当归、白芍养血柔肝，瓜蒌、火麻仁、决明子润肠通便。全方补泻并施，共奏滋水涵木、疏肝泻火之功。

虚　劳

病例 1

陈某，男，71 岁。初诊日期：2018 年 10 月 10 日。

主诉：再生障碍性贫血 3 个月。

患者 3 个月前确诊再生障碍性贫血，已进行约 1 个周期的化疗，查血常规示淋巴细胞 0.75×10^9/L，红细胞 2.44×10^{12}/L，血红蛋白 73g/L（↓），血小板 80×10^9/L（↓）。现面色㿠白，口唇、指甲淡白，无疲乏，纳可，口不干，上腭溃破，味觉减弱，寐尚安，大便软，无畏寒。舌淡白，苔薄白，脉沉细。

辨证：脾肾两虚。

治法：补脾益肾，益气养血。

处方：生晒参 15g，白术 15g，茯苓 15g，当归 10g，白芍 10g，熟地黄 15g，枸杞子 10g，红景天 10g，水牛角 30g，牡丹皮 6g，何首乌 15g，仙鹤草 15g，侧柏叶 10g，藕节 15g，女贞子 15g，旱莲草 15g，黄芪 18g，甘草 3g。7 剂，日 1 剂，水煎，分两次温服。

二诊：2018 年 10 月 16 日。时有气喘，爬楼后明显，困倦，纳差，口淡乏味，口不干，上腭溃破，寐尚安，化疗后手掌皮肤脱皮，大便软。舌淡红，苔厚腻、偏干，脉虚。

处方：水牛角 30g，牡丹皮 6g，生地黄 15g，白芍 10g，黄芪 18g，女贞子 15g，山药 15g，灵芝 18g，红景天 10g，生晒参 15g，白术 10g，茯苓 10g，何首乌 15g，黄精 10g，旱莲草 15g，白鲜皮 15g，地肤子 15g，甘草 3g，茵陈 15g。7 剂，日 1 剂，水煎，分两次温服。

三诊：2018 年 10 月 23 日。气喘，咳嗽，痰白，无疲乏，纳可，寐尚安，耳鸣，口干，无口苦，手掌及足底皮肤脱皮，大便软。舌淡红，苔厚黄，脉细弦。

处方：水牛角 30g，牡丹皮 6g，生地黄 15g，白芍 10g，

黄芪 30g，女贞子 15g，山药 15g，灵芝 24g，红景天 10g，生晒参 15g，白术 15g，茯苓 10g，何首乌 15g，白鲜皮 15g，地肤子 15g，茵陈 15g，黄精 15g，甘草 3g。7 剂，日 1 剂，水煎，分两次温服。

四诊：2018 年 10 月 30 日。进食时流清涕、量多，无咳嗽，咳白痰、量少，无发热畏寒，无疲乏，纳差，口干不苦，多饮，寐尚安，大便软，手足皮肤脱皮，皮下有小红点。舌质红，苔黄，脉沉缓。查血常规示红细胞 3.09×10^{12}/L（↓），血红蛋白 102g/L（↓），血小板 76.6×10^9/L（↓）。

处方：水牛角 30g，牡丹皮 6g，生地黄 15g，白芍 10g，黄芪 30g，女贞子 15g，山药 15g，灵芝 30g，红景天 10g，生晒参 15g，白术 15g，茯苓 15g，何首乌 15g，枸杞子 15g，黄精 15g，甘草 3g。14 剂，日 1 剂，水煎，分两次温服。

五诊：2018 年 11 月 13 日。疲乏，活动后气喘，寐尚可，纳差，口不干、不苦，手足无脱皮，大便 1 日一行、质黏，小便茶色。舌淡红，苔黄厚干，脉数。11 月 11 日查血常规示血红蛋白 91g/L（↓），血小板 8×10^9/L（↓），白细胞 0.36×10^9/L（↓）。

处方：青蒿 10g，淡竹叶 10g，黄芩 10g，水牛角 30g，牡丹皮 6g，生地黄 15g，白芍 10g，葛根 15g，柴胡 10g，车前草 15g，泽泻 10g，黄芪 30g，女贞子 15g，山药 15g，灵芝 30g，甘草 3g。7 剂，日 1 剂，水煎，分两次温服。

六诊：2018 年 11 月 27 日。疲乏无力，爬楼脚酸，口干口渴，纳差，胃脘胀，寐尚可，小便清，大便稀软，下肢稍胀。舌淡红，苔黄厚，脉弦偏沉。

处方：水牛角 30g，牡丹皮 6g，生地黄 15g，白芍 10g，黄芪 30g，女贞子 15g，山药 15g，灵芝 30g，夏枯草 15g，白花蛇舌草 30g，荷叶 15g，神曲 15g，山楂 15g，生晒参 15g，麦冬 10g，甘草 3g。7 剂，日 1 剂，水煎，分两次温服。

七诊：2018 年 12 月 4 日。疲乏缓解，腹胀减轻，口干不苦，舌肿，口灼热感，纳差，寐尚安，大便软，无畏寒，耳鸣，耳堵塞感，皮肤痒。舌淡红，苔厚黄干，脉弦。

处方：水牛角 30g，牡丹皮 6g，生地黄 15g，白芍 10g，黄芪 30g，女贞子 15g，山药 15g，灵芝 30g，夏枯草 15g，白花蛇舌草 30g，荷叶 15g，神曲 15g，山楂 15g，茵陈 10g，生晒参 15g，麦冬 10g，枳壳 15g，甘草 3g。7 剂，日 1 剂，水煎，分两次温服。

八诊：2018 年 12 月 11 日。疲乏好转，无腹胀，夜间口干，口仍有灼热感，唇干，纳可，寐尚安，小便清，大便每日 1 次，耳鸣好转，无畏寒。舌红，苔中黄偏厚，脉弦缓。

处方：水牛角 30g，牡丹皮 6g，生地黄 15g，白芍 15g，黄芪 30g，女贞子 15g，山药 15g，灵芝 30g，夏枯草 15g，白花蛇舌草 30g，石斛 15g，玄参 15g，生晒参 15g，麦冬 10g，石决明 30g，枸杞子 15g，甘草 3g。7 剂，日 1 剂，水煎，分两次温服。

九诊：2018 年 12 月 24 日。疲乏，气短，咳嗽，痰白，无流涕，纳食尚可，口干不苦，寐尚安，无畏寒，大便软。舌淡红，苔黄厚，脉弦偏沉。

处方：水牛角 30g，牡丹皮 6g，生地黄 15g，白芍 10g，黄芪 30g，女贞子 15g，山药 15g，灵芝 30g，夏枯草 15g，白花蛇舌草 30g，生晒参 15g，麦冬 10g，五味子 6g，浙贝母 10g，黄芩 10g，紫苏子 10g，甘草 3g。7 剂，日 1 剂，水煎，分两次温服。

十诊：2019 年 1 月 8 日。声哑，咽部有白色黏痰，纳可，寐尚安，夜间口干不苦，二便调，稍疲乏，双下肢皮肤有红色小疹、干燥、脱屑，无瘙痒。舌淡红，苔黄厚，脉弦偏沉。

处方：水牛角 30g，白芍 10g，牡丹皮 6g，生地黄 15g，黄芪 30g，女贞子 15g，灵芝 30g，山药 15g，夏枯草 15g，生晒参 15g，白术 10g，茯苓 15g，白花蛇舌草 30g，仙鹤草 15g，浙贝母 10g，金钱草 15g，麦冬 10g，甘草 3g。7 剂，日 1 剂，水煎，分两次温服。

十一诊：2019 年 1 月 22 日。昨日发热 38.5℃，现已热退。时咳嗽气喘，痰浓色白，易咳出，疲劳，纳差，寐尚安，口干不苦，大便每日 1～2 次、质软，小便正常，全身皮肤有红色小疹，干燥脱屑、瘙痒。2019 年 1 月 21 日查血常规示血红蛋白 79g/L（↓）。舌淡红，苔厚浊，脉细数。

处方：青蒿 10g，淡竹叶 10g，黄芩 10g，葛根 15g，柴胡 15g，黄芪 30g，女贞子 15g，山药 15g，灵芝 30g，夏枯草 15g，白花蛇舌草 30g，仙鹤草 15g，侧柏叶 10g，麦冬 10g，浙贝母 10g，甘草 6g。7 剂，日 1 剂，水煎，分两次温服。

十二诊：2019 年 1 月 29 日。咳痰浓、色白，易咳出，无畏寒，纳可，寐尚安，口不干，大便每日 1 次、成形，皮肤干、脱屑，全身皮肤红疹减少，疲乏，双下肢无力。舌暗红，苔中部黄腻。脉沉缓。

处方：水牛角 30g，白芍 10g，牡丹皮 6g，生地黄 15g，黄芪 30g, 女贞子 15g, 灵芝 30g, 山药 15g, 夏枯草 15g, 白花蛇舌草 30g, 茵陈 15g, 藿香 10g, 薏苡仁 15g, 神曲 15g, 仙鹤草 15g, 浙贝母 10g, 甘草 3g。15 剂, 日 1 剂, 水煎, 分两次温服。

按语: 本案患者西医诊断为再生障碍性贫血, 杜建教授认为病属中医学"虚劳"范畴, 以脾肾两虚为主。患者见面色不华、唇甲淡白、舌淡白, 当属血虚, 治当补脾益肾, 益气养血, 故首诊以八珍汤补益气血, 后改用扶正清解方。方中黄芪、女贞子益气养阴。灵芝、山药有扶正培本之功, 助女贞子、黄芪补运化气, 五脏不足得以纠正, 虚劳之力悉减。夏枯草、白花蛇舌草苦寒, 可清热解毒, 邪去正安。患者服中药期间一直坚持化疗, 化疗易耗伤气阴, 伤风动血, 加之患者血小板偏低, 有出血倾向, 故杜建教授始终合用犀角地黄汤清热凉血, 加用仙鹤草、侧柏叶、藕节增加凉血止血之功。化疗对消化道黏膜上皮细胞有损害, 可出现食欲减退、腹胀、腹泻等症状, 方中加神曲、山楂等健脾消食; 化疗的皮肤黏膜毒性可引起皮肤干燥脱屑、皮疹、瘙痒、口腔黏膜溃疡、味觉减弱、舌肿、口干、口中灼热感等症状, 治疗上宜滋养阴液, 加用旱莲草、石斛、玄参、麦冬、枸杞子补益脾肾之阴, 加白鲜皮、地肤子消疹止痒。患者出现反复耳鸣, 杜建教授认为当属肝肾亏虚, 虚火上炎, 故加黄精、何首乌补益肝肾之阴以清虚火。

病例 2

郑某, 男, 67 岁。初诊日期: 2016 年 5 月 19 日。

主诉: 骨髓增生异常综合征 10 个月。

患者 10 个月因前乏力、面色苍白行"骨髓穿刺术 + 活检",诊断为骨髓增生异常综合征,行 4 疗程化疗后,检查血常规示白细胞 3.06×10^9/L(↓),中性粒白细胞百分比 31.02%(↓),淋巴细胞百分比 46.10%(↑),中性粒细胞 0.95×10^9/L(↓),红细胞 3.35×10^{12}/L(↓),血红蛋白 104g/L(↓),血小板 18×10^9/L(↓)。骨髓象检查提示特殊类型的骨髓增生异常综合征(RCMD)。现稍疲乏,肩痛,无畏冷发热,纳可,口不干苦,寐安,大便黏稠。舌淡红,苔微黄,脉弦、重按无力。

辨证:脾肾两虚。

治法:补脾益肾,滋阴养血。

处方:当归 10g,白芍 10g,熟地黄 15g,生晒参 15g,白术 15g,茯苓 15g,黄芪 18g,升麻 6g,柴胡 6g,何首乌 15g,黄精 15g,枸杞子 15g,女贞子 15g,灵芝 30g,山药 15g,甘草 3g。7 剂,日 1 剂,水煎,分两次温服。

二诊:2016 年 5 月 26 日。药后平顺,疲乏,肩痛,纳可,寐稍差,大便软,口不干苦,腰酸,皮肤痒,风团色白。舌淡红,苔薄白,脉弦、重按无力,查血常规示白细胞 2.77×10^9/L(↓),血红蛋白 98g/L。

处方:当归 10g,白芍 10g,熟地黄 15g,生晒参 15g,白术 15g,茯苓 15g,黄芪 18g,升麻 6g,柴胡 6g,秦艽 10g,枸杞子 15g,女贞子 15g,灵芝 30g,山药 15g,阿胶 10g(自备),甘草 3g。14 剂,日 1 剂,水煎,分两次温服。

三诊:2016 年 6 月 14 日。6 月 6 日查白细胞 2.96×10^9/L,血红蛋白 111g/L。舌尖红,苔薄,脉弦缓。

处方:当归 10g,白芍 10g,熟地黄 15g,生晒参 15g,白术 10g，茯苓 15g，黄芪 30g，升麻 6g，柴胡 6g，何首乌 15g，枸杞子 15g，山茱萸 15g，女贞子 15g，灵芝 30g，山药 15g，甘草 3g，阿胶 10g（自备）。14 剂，日 1 剂，水煎，分两次温服。

四诊：2016 年 6 月 30 日。疲乏，双肩疼痛，大便溏稀，日一行，小便色黄，纳可，寐差，口稍苦，皮肤痒、丘疹，风团散发、色红，恶心呕吐。舌淡红暗，苔黄，脉细缓。复查血常规示中性粒细胞 $1.03 \times 10^9/L$（↓），红细胞 $3.41 \times 10^{12}/L$（↓），血细蛋白 107g/L（↓），血小板 $57 \times 10^9/L$（↓）。

处方：当归 10g，白芍 10g，熟地黄 15g，生晒参 15g，白术 10g，茯苓 15g，神曲 15g，藿香 10g，决明子 10g，陈皮 6g，法半夏 6g，竹茹 10g，枳壳 10g，黄芪 15g，女贞子 15g，灵芝 15g，山药 15g，甘草 3g。7 剂，日 1 剂，水煎，分两次温服。

五诊：2016 年 7 月 7 日。"荨麻疹"反复发作，皮肤瘙痒，时有疲乏，双肩疼痛，夜寐欠佳，纳可，大便日一行、质软，小便色黄。舌淡暗，苔中根后白，脉细缓。7 月 7 日复查血常规示白细胞 $3.8 \times 10^9/L$（↓），红细胞 $3.64 \times 10^{12}/L$（↓），血红蛋白 119/L（↓），血小板 $63 \times 10^9/L$（↓）。

处方：生晒参 15g，白术 10g，茯苓 15g，当归 10g，白芍 10g，熟地黄 15g，芋环干 30g，土茯苓 30g，黄芪 30g，女贞子 15g，山药 15g，灵芝 30g，枸杞子 15g，山茱萸 15g，何首乌 15g，黄精 15g，甘草 3g。14 剂，日 1 剂，水煎，分两次温服。

六诊：2016 年 7 月 28 日。下肢皮肤丘疹、痒，疲乏，肩痛，纳可，寐安，大便黏稠，口不干，晨起口苦。舌淡红暗，苔微黄，脉细缓。复查血常规示白细胞 3.78×10^9/L（↓），血红蛋白 119g/L（↓），血小板 91×10^9/L（↓）。

处方：生晒参 15g，白术 10g，茯苓 15g，当归 10g，白芍 10g，熟地黄 15g，黄芪 30g，女贞子 15g，山药 15g，灵芝 30g，枸杞子 15g，何首乌 15g，黄精 15g，山茱萸 15g，芋环干 30g，土茯苓 30g，旱莲草 15g，甘草 3g。14 剂，日 1 剂，水煎，分两次温服。

七诊：2016 年 8 月 8 日。下肢皮肤丘疹、痒，疲乏，肩痛，纳可，寐差，入睡难，大便软，口不干苦。舌淡红，苔稍厚、微黄，脉弦。复查血常规示白细胞 4.91×10^9/L，红细胞 3.82×10^{12}/L（↓），血小板 7.98×10^9/L（↓）。

处方：西洋参 10g，白术 10g，茯苓 15g，当归 10g，白芍 15g，熟地黄 15g，阿胶 15g，黄芪 30g，升麻 6g，柴胡 6g，白鲜皮 15g，土茯苓 30g，酸枣仁 15g，柏子仁 15g，女贞子 15g，灵芝 30g，山药 15g，枸杞子 10g，甘草 3g。14 剂，日 1 剂，水煎，分两次温服。

八诊：2016 年 8 月 29 日。疲乏，皮肤稍痒，双肩痛，纳可，寐欠佳，易醒，口不干苦，大便软。舌淡红，苔稍厚微黄，脉缓。8 月 29 日复查血常规示白细胞 5.03×10^9/L，嗜酸性粒细胞百分比 9.9%、计数 0.5×10^9/L（↑），红细胞 4.16×10^{12}/L，血红蛋白 124g/L，血小板 142×10^9/L。

处方：西洋参 10g，白术 10g，茯苓 15g，当归 10g，白芍 10g，熟地黄 15g，阿胶 10g（自备），黄芪 30g，升麻 6g，柴胡 6g，土茯苓 30g，白鲜皮 10g，地肤子 10g，女贞子 15g，灵芝 30g, 山药 15g, 何首乌 15g, 枸杞子 15g, 甘草 3g。14 剂, 日 1 剂, 水煎, 分两次温服。

九诊: 2016 年 9 月 12 日。疲乏, 皮肤痒, 肩痛, 活动后发作, 纳可, 寐欠佳, 易醒, 入睡难, 大便软, 口干, 晨起口苦, 无发热。舌淡红, 苔微黄, 脉细弦。

处方: 西洋参 10g, 白术 15g, 茯苓 15g, 当归 10g, 白芍 10g, 熟地黄 15g, 阿胶 10g (自备), 黄芪 30g, 女贞子 15g, 灵芝 30g, 山药 15g, 何首乌 15g, 枸杞子 15g, 白鲜皮 10g, 土茯苓 30g, 甘草 3g。14 剂, 日 1 剂, 水煎, 分两次温服。

十诊: 2016 年 10 月 22 日。疲乏, 服药后肤痒减轻, 夜难入寐, 易醒, 纳可, 口不干苦, 二便自调, 肢体瘫软。舌淡红、右侧红点, 苔白厚, 脉弦。10 月 14 日复查血常规示血小板 326×10^9/L (↑)。

处方: 青黛 10g, 党参 15g, 生地黄 15g, 麦冬 10g, 黄芪 30g, 女贞子 15g, 灵芝 30g, 山药 15g, 芋环干 30g, 土茯苓 30g, 连翘 15g, 旱莲草 15g, 夏枯草 15g, 白花蛇舌草 30g, 甘草 3g。14 剂, 颗粒剂, 日 1 剂, 分两次冲服。

十一诊: 2016 年 11 月 2 日。皮肤痒, 时发丘疹, 疲乏, 无发热, 纳可, 寐差, 寐浅易醒, 大便软, 口不干苦。舌淡红暗, 苔白, 脉弦缓。查血常规示嗜酸性粒细胞 1.86×10^9/L (↑), 血红蛋白 119g/L, 血小板 429×10^9/L (↑)。

处方: 黄芪 30g, 女贞子 15g, 灵芝 30g, 山药 15g, 夏枯草 15g, 白花蛇舌草 30g, 半边莲 15g, 生地黄 15g, 白芍 10g, 玉竹 10g, 麦冬 10g, 土茯苓 30g, 芋环干 30g, 木贼草 10g, 甘草 3g。14 剂, 日 1 剂, 水煎, 分两次温服。

十二诊：2016 年 12 月 3 日。皮肤痒，无发热，疲乏，纳可，寐差，寐浅易醒，大便软。复查骨髓象：嗜酸性粒细胞比例增高。查血常规示白细胞 12.74×10⁹/L（↑），嗜酸性粒细胞 3.44×10⁹/L，血红蛋白 119g/L（↓），血小板 602×10⁹/L（↑）。

处方：黄芪 30g，女贞子 15g，灵芝 30g，山药 15g，夏枯草 15g，白花蛇舌草 30g，半边莲 18g，土茯苓 30g，赤芍 10g，赤小豆 15g，川芎 10g，黑豆 15g，牡丹皮 10g，生地黄 15g，玄参 10g，酸枣仁 15g，柏子仁 15g，甘草 3g。14 剂，颗粒剂，日 1 剂，分两次冲服。

十三诊：2017 年 1 月 11 日。代诉：因发热 40～41℃而住院治疗（感染灶不明）。现汗出，寒战，干呕，纳差，腹胀，大便溏，日 2 次，小便尚可，疲乏，口干不苦。

处方：青蒿 10g，淡竹叶 10g，黄芩 10g，葛根 15g，柴胡 10g，连翘 15g，金银花 15g，石膏 30g，知母 10g，黄芪 30g，女贞子 15g，灵芝 30g，山药 15g，车前草 15g，泽泻 15g，甘草 3g。3 剂，颗粒剂，日 1 剂，分两次冲服。

十四诊：2017 年 1 月 14 日。代诉：药后热退，昨日至今体温正常，多汗，夜难入寐，口服"安眠药"，腹胀，纳差，大便溏，日 2 次，疲乏，小便尚稠，面浮。舌淡红，苔黄腻。

处方：竹茹 10g，枳壳 10g，陈皮 6g，法半夏 6g，茯苓 15g，黄芪 30g，女贞子 15g，灵芝 30g，山药 15g，生晒参 15g，白术 10g，浮小麦 30g，酸枣仁 15g，柏子仁 15g，甘草 3g。5 剂，日 1 剂，水煎，分两次温服。

十五诊：2017 年 1 月 18 日。代诉：目前仍住院抗感染治疗中。无发热、寒战,体温 36～37℃,时咳嗽,无痰,二便尚稠,寐欠安,纳可,疲乏,稍畏冷。舌淡红暗、有点印,苔厚、微黄灰。查血常规示白细胞 0.74×10^9/L（↓）,中性粒细胞 0.08×10^9/L（↓）,淋巴细胞 0.55×10^9/L（↓）,红细胞 2.65×10^{12}/L（↓）,血红蛋白 74g/L（↓）。

处方:黄芪 30g,女贞子 15g,灵芝 30g,山药 15g,夏枯草 15g,白花蛇舌草 30g,生晒参 15g,白术 10g,茯苓 15g,当归 10g,白芍 10g,生地黄 15g,酸枣仁 15g,柏子仁 15g,甘草 3g。5 剂,日 1 剂,水煎,分两次温服。

十六诊:2017 年 1 月 25 日。热已退,咳嗽,疲乏,寐差,入睡难、易醒,纳可,大便黏稠,口不干,口苦。舌淡红,苔微黄红染,脉细沉。

处方:黄芪 30g,女贞子 15g,灵芝 30g,山药 15g,夏枯草 15g,白花蛇舌草 30g,生晒参 15g,白术 10g,茯苓 15g,当归 10g,白芍 10g,生地黄 15g,阿胶 10g（自备）,酸枣仁 15g,火麻仁 15g,首乌藤 15g,枸杞子 10g,甘草 3g。7 剂,日 1 剂,水煎,分两次温服。

十七诊:2017 年 2 月 16 日。胃肠不适,遇冷欲呕,纳差,寐差,大便 2～3 日一行,无发热,疲乏,口不干苦,耳鸣,耳道堵塞感,畏寒,项痛,皮肤灼热感,面黄。舌淡暗,苔稍厚黄干。查血常规示白细胞 2.69×10^9/L（↓）,中性粒细胞 0.98×10^9/L（↓）,红细胞 2.36×10^{12}/L（↓）,血红蛋白 67g/L（↓）,血小板 138×10^9/L（↓）。

处方:黄芪 30g,女贞子 15g,灵芝 30g,山药 15g,夏枯草 15g,白花蛇舌草 30g,生晒参 15g,白术 10g,茯苓 15g,

鸡内金 10g，山楂 15g，薏苡仁 18g，藿香 10g，川厚朴 10g，法半夏 6g，决明子 15g，麦芽 30g，谷芽 30g，甘草 3g。7 剂，日 1 剂，水煎，分两次温服。

十八诊：2017 年 2 月 25 日。代诉：疲乏，活动后心悸，畏寒，无发热，纳差，口苦，时欲呕，大便量少，皮肤干痒、有灼热感，寐差，夜间汗出，耳聋，面苍白。舌淡，苔稍腻白。骨髓象提示白血病可能。查血常规示白细胞 12.09×10^9/L（↑），血小板 232×10^9/L，血红蛋白 56g/L（↓）。

处方：青黛 10g，水牛角 30g，牡丹皮 6g，生地黄 15g，白芍 10g，生晒参 15g，白术 15g，茯苓 15g，当归 10g，熟地黄 15g，川芎 6g，山楂 15g，鸡内金 10g，麦芽 30g，谷芽 30g，甘草 3g。7 剂，日 1 剂，水煎，分两次温服。

十九诊：2017 年 3 月 18 日。查血红蛋白 52g/L（↓），白细胞 2.4×10^9/L（↓）。自述疲乏，皮肤风团，色稍白、痒，无发热，纳寐尚可，大便黏稠，口不干，口苦，面稍黄。舌淡暗，苔薄微黄，脉细弦。

处方：水牛角 30g，牡丹皮 6g，生地黄 15g，白芍 10g，黄芪 18g，女贞子 15g，灵芝 18g，山药 15g，生晒参 15g，白术 10g，茯苓 15g，当归 10g，白芍 10g，熟地黄 15g，山楂 10g，阿胶 10g（自备），甘草 3g。7 剂，日 1 剂，水煎，分两次温服。

按语：本案患者西医诊断为骨髓增生异常综合征，杜建教授认为病属虚劳，以脾肾两虚为主。症见气血亏虚，一派脾胃气虚之象，但根本病机为肾虚髓枯。其病位在骨髓，属肾所主，肾精不足，髓枯骨空，气血无以化生，进而出现气血两亏，五脏皆空。治以八珍汤补益气血，合用扶正抑瘤方加减以气血双补，扶正养阴；加何首乌、黄精、枸杞子补肾阴。患者化疗后出现"荨麻疹"表现，因卫气不固，复感风邪，正气无力鼓邪外出，致邪伏腠理，发为瘙痒；风邪"善行而数变"，故风团骤起、游走不定，反复发作。方中加芋环干、土茯苓祛湿止痒，连翘清热解毒。

岩癌病证

肺　　癌

病例 1

林某，男，52 岁。初诊日期：2019 年 3 月 6 日。

主诉：右肺癌术后 4 个月。

患者于 2018 年 11 月于某三甲医院确诊为右肺癌，遂行"根治性右肺中叶切除术"。术后病理检查示右中肺浸润性腺癌，未予化疗，拟中医药治疗。现精神可，畏寒，汗多，痰稍多色白，无咳嗽，无胸闷、气喘，时胃脘隐痛，复查肿瘤指标癌胚抗原 6.2ng/mL，纳尚可，寐欠安，多梦，二便调。舌淡红，苔黄，脉弦缓。有右甲状腺切除、脂肪肝、右肝囊肿、胆囊息肉样病变、双肾囊肿、慢性萎缩性胃炎病史。

辨证：气阴两虚，邪毒未尽。

治法：益气养阴生津，解毒消癥散结。

处方：黄芪 30g，女贞子 15g，灵芝 30g，山药 15g，夏枯草 15g，白花蛇舌草 30g，三棱 10g，莪术 10g，金蝉花 10g，全蝎 6g，重楼 15g，苦参 10g，山慈菇 10g，沙参 15g，麦冬 15g，甘草 3g。水煎，日 1 剂，分两次温服。

二诊：2019 年 3 月 20 日。药后胃脘隐痛减轻，时口干苦，腰部畏寒，无咳嗽，无胸闷气喘，纳眠可，二便尚调。舌淡红，苔微黄，脉细弦。

治法：益气养阴，健脾和胃，解毒消癥。

处方：黄芪 30g，女贞子 15g，灵芝 30g，山药 15g，夏枯草 15g，白花蛇舌草 30g，吴茱萸 3g，黄连 6g，黄芩 10g，生晒参 15g，白术 15g，茯苓 15g，三棱 10g，莪术 10g，全蝎 6g，重楼 15g，甘草 3g。水煎，日 1 剂，分两次温服。

三诊：2019 年 4 月 10 日。药后无胃脘隐痛，偶有胀感，口干口苦，无咳嗽，无恶心呕吐，纳可，寐欠安，易早醒，二便尚调，口唇暗。舌淡红，苔黄，脉缓。

治法：益气养阴，解毒消癥，健脾理气。

处方：黄芪 30g，女贞子 15g，灵芝 30g，山药 15g，夏枯草 15g，白花蛇舌草 30g，三棱 10g，莪术 10g，全蝎 6g，重楼 15g，生晒参 15g，白术 15g，茯苓 15g，陈皮 6g，法半夏 6g，甘草 3g。水煎，日 1 剂，分两次温服。

四诊：2019 年 4 月 17 日。药后平顺，复查癌胚抗原 4.6ng/mL，现无咳嗽、气喘，无胃痛、胃胀，时口干苦，纳眠可，二便调。舌淡红，苔黄腻，脉缓。

治法：益气养阴生津，解毒消癥散结。

处方：黄芪 30g，女贞子 15g，灵芝 30g，山药 15g，夏枯草 15g，白花蛇舌草 30g，三棱 10g，莪术 10g，全蝎 6g，重楼 15g，苦参 10g，山慈菇 10g，沙参 15g，麦冬 15g，金蝉花 10g，党参 15g，白术 15g，甘草 3g。水煎，日 1 剂，分两次温服。

五诊：2019 年 4 月 24 日。药后仍时有口干苦，术口时隐痛，矢气频，午后及夜间更甚，无咳嗽，无胃脘不适，纳眠可，二便调。舌淡红、稍暗，苔厚微黄，脉缓。

治法：益气养阴，解毒消癥，健脾消食，行气止痛。

处方：黄芪 30g，女贞子 15g，灵芝 30g，山药 15g，夏枯草 15g，白花蛇舌草 30g，三棱 10g，莪术 10g，金蝉花 10g，全蝎 6g，重楼 15g，沙参 15g，麦冬 15g，台乌药 15g，神曲 15g，生晒参 15g，白术 10g，甘草 3g。水煎，日 1 剂，分两次温服。

六诊：2019 年 5 月 24 日。上方服用 1 个月，复查肺部 CT 示右肺中叶术后改变，右肺见斑片条索影，边缘模糊，考虑慢性炎症可能。复查癌胚抗原 7.8ng/mL。现矢气减少，术口偶有隐痛，无咳嗽，无胸闷，嗜睡，纳眠可，二便调。舌淡红，苔薄白，脉濡缓。

治法：益气养阴，解毒消癥，补益肝肾。

处方：黄芪 30g，女贞子 15g，灵芝 30g，山药 15g，夏枯草 15g，白花蛇舌草 30g，三棱 10g，莪术 10g，苦参 10g，山慈菇 10g，浙贝母 10g，龙葵 15g，枸杞子 15g，黄精 15g，酸枣仁 15g，白术 12g，甘草 3g。水煎，日 1 剂，分两次温服。

按语：《医宗必读·积聚篇》云："积之所成，正气不足而后邪气居之。"杜建教授借鉴温病学"存得一份津液，便有一份生机"之理，对本案患者治以扶正清解方为基础方，以扶正益气、养阴生津为本，兼以清热解毒、消癥散结。温病学理论认为，益气可以助阴，益气可防阴损及阳，又能助阴津化生，但需防益气药偏温，伤津助热，故应选择性味平和者，如黄芪、西洋参、党参、太子参、白术、山药等。初诊时考虑患者术后邪毒未尽，加三棱、莪术、全蝎、重楼、苦参、山慈菇等以破血逐瘀，解毒散结，沙参、麦冬加强养阴之功。二诊、三诊出现胃脘隐痛等胃部不适，予以四君子汤健脾益气，辅陈皮、法半夏理气，吴茱萸制酸止痛；四诊、五诊出现癌胚抗原波动，续以扶正清解、消癥散结为要。

病例2

宋某，男，56岁。初诊日期：2019年2月27日。

主诉：右下肺癌并双肺、右胸膜转移1年余。

患者于2018年12月因反复不明原因咳嗽在外院住院治疗，行病理检查示非小细胞肺癌，倾向于鳞癌，后进一步明确诊断为右下非小细胞肺癌，累及后胸壁，伴双肺、右侧胸膜转移，并右胸腔积液，右肺不张，肺部感染。已行2周期的化疗，拟结合中医治疗，故来就诊。现倦怠，下肢乏力，口干不苦，余无明显不适，纳可，寐欠安，易醒，二便调。舌淡红，苔薄白，脉细弦、重按无力。有双肺大疱、双肾复杂囊肿、前列腺钙化、右髂骨骨囊肿病史。

辨证：气阴两虚，邪毒未尽。

治法：益气养阴，生津健脾，解毒散结。

处方：黄芪30g，女贞子15g，灵芝30g，山药15g，夏枯草15g，白花蛇舌草30g，三棱10g，莪术10g，金蝉花10g，沙参10g，麦冬10g，浙贝母10g，重楼15g，全蝎6g，生晒参15g，白术15g，茯苓12g，甘草3g。水煎，日1剂，分两次温服。

二诊：2019年3月5日。患者在外院行第3周期化疗，诉稍疲乏，鼻衄，牙龈肿，易烦躁不安，纳可，寐欠安，难入睡，夜尿 3 次，大便调。舌偏暗，苔薄白，脉弦。

治法：益气养阴，清热生津，平肝潜阳，安神助眠。

处方：黄芪 30g，女贞子 15g，灵芝 30g，山药 15g，夏枯草 15g，白花蛇舌草 30g，辛夷花 10g，金蝉花 10g，三棱 10g，莪术 10g，沙参 10g，麦冬 10g，酸枣仁 15g，柏子仁 15g，珍珠母 30g（先煎），石决明 30g（先煎），首乌藤 18g，天冬 12g，石斛 15g，甘草 3g。水煎，日 1 剂，分两次温服。

三诊：2019 年 3 月 27 日。已完成第 3 周期化疗，现倦怠乏力，咳嗽，痰白，咽痛，纳欠佳，寐欠安，易早醒，难再入睡，二便调。舌偏暗，苔黄，脉细弦。查血生化示谷氨酰转移酶 94U/L，血常规示白细胞 2.6×10^9/L，红细胞 3.99×10^{12}/L，血红蛋白 110g/L。CT 检查提示右下肺癌双肺转移较前消退；右侧胸膜增厚，并右侧少量胸腔积液，较前吸收；双肺肺大疱；第 12 胸椎椎体骨质密度减低。

治法：益气养阴，扶正解表，解毒散结，养心安神。

处方：黄芪 30g，女贞子 15g，灵芝 30g，山药 15g，夏枯草 15g，白花蛇舌草 30g，金蝉花 10g，白术 10g，防风 6g，山楂 15g，鸡内金 10g，沙参 10g，麦冬 10g，三棱 10g，莪术 10g，重楼 15g，甘草 3g，酸枣仁 15g，柏子仁 15g。水煎，日 1 剂，分两次温服。

四诊：2019 年 4 月 10 日。已行第 4 周期化疗，现咳嗽，痰白量多，倦怠，下肢乏力，胃脘胀，纳呆，寐欠安。舌淡紫，苔黄，脉细弦。复查血常规示红细胞 4.09×10^{12}/L，血红蛋白 113g/L；血生化检查示总胆红素 24.1μmol/L，间接胆红素 21.1μmol/L，谷氨酰转移酶 61U/L。

治法：扶正清解，健脾和胃，养心安神。

处方：黄芪 30g，女贞子 15g，灵芝 30g，山药 15g，夏枯草 15g，白花蛇舌草 30g，三棱 10g，莪术 10g，全蝎 6g，重楼 15g，沙参 10g，麦冬 10g，酸枣仁 15g，柏子仁 15g，生晒参 15g，白术 10g，茯苓 15g，甘草 3g。水煎，日 1 剂，分两次温服。

五诊：2019 年 4 月 17 日。拟行第 5 周期化疗，药后胃胀缓解，稍疲乏，痰减少，无咳嗽，口干，无口苦，纳可，寐改善，二便调。舌偏暗，苔薄白，脉沉数。

治法：益气养阴，健脾和胃，解毒散结。

处方：黄芪 30g，女贞子 15g，灵芝 30g，山药 15g，夏枯草 15g，白花蛇舌草 30g，三棱 10g，莪术 10g，全蝎 6g，重楼 15g，生晒参 15g，白术 15g，茯苓 15g，沙参 10g，麦冬 10g，金蝉花 15g，甘草 3g。水煎，日 1 剂，分两次温服。

六诊：2019 年 5 月 9 日。已完成第 5 周期化疗，近日流涕，偶咳嗽，痰白，易气喘，偶鼻衄，纳可，寐尚安，二便调。舌淡红，苔白，脉沉近数。

治法：扶正清解，降气化痰，健脾理气。

处方：黄芪 30g，女贞子 15g，灵芝 30g，山药 15g，夏枯草 15g，白花蛇舌草 30g，葶苈子 10g，紫苏子 10g，瓜蒌 15g，全蝎 6g，重楼 15g，生晒参 15g，白术 15g，茯苓 15g，金蝉花 10g，浙贝母 10g，甘草 3g。水煎，日 1 剂，分两次温服。

七诊：2019 年 5 月 21 日。行第 6 周期化疗，现倦怠乏力，胃脘胀，反酸，咳白痰，汗多，无咳嗽，纳可，寐安，二便调。舌淡红，苔白，脉细弦。复查血常规示白细胞

4.4×10^9/L，红细胞 3.33×10^{12}/L，血红蛋白 95g/L；查癌胚抗原 5.6ng/mL，肿瘤标志物 CYFRA21-1 8.7ng/mL。

治法：扶正清解，健脾消食，散瘀消癥。

处方：黄芪 30g，女贞子 15g，灵芝 30g，山药 15g，夏枯草 15g，白花蛇舌草 30g，生晒参 15g，白术 15g，茯苓 15g，三棱 10g，莪术 10g，全蝎 6g，重楼 15g，金蝉花 10g，沙参 15g，麦冬 10g，鸡内金 10g，麦芽 15g，谷芽 15g，甘草 3g。水煎，日 1 剂，分两次温服。

八诊：2019 年 6 月 5 日。患者已完成第 6 周期化疗，现精神可，稍气喘，手足麻，汗多，纳可，寐尚安，大便成形，一日三行，小便调。舌淡红，苔薄白，脉细弦。

治法：扶正清解，补益脾肾，散瘀消癥。

处方：黄芪 30g，女贞子 15g，灵芝 30g，山药 15g，夏枯草 15g，白花蛇舌草 30g，生晒参 15g，白术 15g，茯苓 15g，金蝉花 10g，芡实 10g，黄精 10g，三棱 10g，莪术 10g，全蝎 6g，重楼 15g，沙参 15g，麦冬 10g，甘草 3g。水煎，日 1 剂，分两次温服。

按语：本案患者为中年男性，确诊时肿瘤已经累及后胸壁，伴双肺、右侧胸膜转移，故暂行 6 周期化疗。因化疗药物的毒性反应可加重热邪，耗伤气阴精血，故主要表现为神疲乏力、口干、胃脘不适、气喘等气阴两虚的症状。杜建教授认为，温病过程易伤津耗液，温病瘥后虽邪热已除，但机体耗伤，这与肿瘤手术、放化疗后，邪气已除或暂时控制，但正气亏虚，阴液耗伤，颇有相似之处。因此，杜建教授对于行化疗的患者，治疗以温病养阴法为主，以扶正清解方为基础方，其中黄芪、女贞子、山药和灵芝益气养阴,夏枯草和白花蛇舌草清热存阴。临证辅以生晒参、白术、茯苓健脾益气;三棱、莪术、全蝎、重楼散瘀消癥;浙贝母、葶苈子、紫苏子降气化痰,止咳平喘。

病例 3

郑某,女,60 岁。初诊日期:2018 年 11 月 28 日。

主诉:左下肺腺癌微创术后 2 月余。

患者于 2018 年 8 月 30 日在外院行"左下肺腺癌微创术",术后病理检查示腺癌,Ⅱ~Ⅲ级,腺泡型为主,部分为乳头型,少部分为微乳头型,淋巴结未见转移。现神疲乏力、恶热汗多,口涎色黄、质黏稠,夹咖啡色,胃脘胀,时嗳气,腹部及双下肢肿,伴下肢活动不利,纳可,寐欠安,难入睡。舌偏暗,苔黄不匀,脉细弦。有焦虑症,口服药物治疗中,还有乙型病毒性肝炎、高血压病、高脂血症、脂肪肝、胆囊泥沙样结石、胆囊萎缩伴胆汁反流、甲状腺结节病史。

辨证:气阴两虚,痰热瘀结。

治法:益气养阴生津,化痰散结止血。

处方:黄芪 30g,女贞子 15g,灵芝 30g,山药 15g,夏枯草 15g,白花蛇舌草 30g,白及 10g,沙参 15g,麦冬 15g,仙鹤草 15g,侧柏叶 15g,三棱 10g,莪术 10g,浙贝母 10g,重楼 15g,金蝉花 10g,甘草 3g。水煎,日 1 剂,分两次温服。

二诊:2018 年 12 月 4 日。精神可,仍易燥热,汗多,口腔新发溃疡,有痰、色白量少,晨起口涎咖啡色,双下肢时肿,纳可,胃脘胀,嗳气,矢气频,寐欠安(服抗焦虑药入睡),二便尚调。舌偏暗,苔薄黄,脉细弦。

治法：扶正清解，生津止血，健脾益气。

处方：黄芪 30g，女贞子 15g，灵芝 30g，山药 15g，夏枯草 15g，白花蛇舌草 30g，三棱 10g，莪术 10g，金蝉花 10g，白及 10g，沙参 15g，麦冬 15g，仙鹤草 15g，生晒参 15g，白术 10g，茯苓 10g，甘草 3g。水煎，日 1 剂，分两次温服。

三诊：2018 年 12 月 11 日。口腔溃疡已愈，偶咳嗽，痰少色白，易燥热，汗多，动甚则疲乏，纳可，胃脘胀、嗳气、矢气同前，夜寐改善（抗焦虑药已减量），二便调。舌淡红，苔薄白而干，脉细弦。

治法：扶正清解，散瘀消癥，健脾理气。

处方：黄芪 30g，女贞子 15g，灵芝 30g，山药 15g，夏枯草 15g，白花蛇舌草 30g，三棱 10g，莪术 10g，金蝉花 10g，生晒参 15g，白术 15g，茯苓 15g，沙参 15g，麦冬 15g，枳壳 10g，甘草 3g。水煎，日 1 剂，分两次温服。

四诊：2019 年 1 月 11 日。药后胃脘胀减轻，时咳嗽，痰黄白相间，时夹褐色，乳房刺痛感，纳可，寐尚安，二便调。舌淡红，苔微黄，脉细缓。

治法：扶正清解，散瘀消癥，疏肝理气。

处方：黄芪 30g，女贞子 15g，灵芝 30g，山药 15g，夏枯草 15g，白花蛇舌草 30g，三棱 10g，莪术 10g，全蝎 6g，重楼 15g，苦参 10g，山慈菇 10g，延胡索 15g，郁金 10g，浙贝母 10g，仙鹤草 15g，麦冬 10g，甘草 3g。水煎日 1 剂，分两次温服。

五诊：2019 年 2 月 22 日。药后平顺，近日疲乏，胸闷，术口瘢痕痛，咳嗽，痰多色黄，口涎多，纳可，胃脘胀，时反酸，寐尚安，二便调。舌淡红，苔薄黄，脉细缓、重按无力。

治法：扶正清解，健脾益气，散瘀消癥。

处方：黄芪 30g，女贞子 15g，灵芝 30g，山药 15g，夏枯草 15g，白花蛇舌草 30g，生晒参 15g，白术 15g，茯苓 10g，三棱 10g，莪术 10g，全蝎 6g，重楼 15g，浙贝母 10g，金蝉花 15g，苦参 10g，山慈菇 10g，甘草 3g。水煎，日 1 剂，分两次温服。

患者于 2019 年 3～5 月继续在门诊随诊，以上方为基础方，随症加减，病情稳定。复查血生化示尿酸 507μmol/L，余未见明显异常，女性肿瘤全套均未见异常。

按语：本案患者为老年女性，无抽烟史，左下肺癌未见淋巴结转移，病灶小而局限，故予以微创切除，正常属于早期临床治愈，但患者仍反复出现疲乏、胸闷、咳嗽咳痰、胃脘胀满等肺脾气虚的症状。杜建教授结合温病学理论认为，此时邪毒已除，正气耗伤，且需瘥后防复，故治疗应以扶正为先，兼化痰散结、行气解毒化瘀，用扶正清解方辨证加减。若阴液亏虚，虚火热毒灼伤肺络，而见咯血，或痰呈咖啡色，或呈褐色，可以仙鹤草、白及、侧柏叶等收敛止血，辅以沙参、麦冬等养阴生津。

大 肠 癌

病例 1

倪某，女，59 岁。初诊日期：2018 年 10 月 24 日。

主诉：直肠癌伴肝、肺多发转移 1 年。

患者 1 年前在某三甲医院确诊为直肠管状腺癌，伴肝、肺多发转移，行 9 次化疗，具体不详。近日复查肿瘤标志物糖类抗原 125 3339kU/L；血常规示红细胞 3.66×10^{12}/L，血红蛋白 82g/L；血生化示总蛋白 58.6g/L，白蛋白 32.2g/L，谷氨酰转移酶 646U/L，谷草转氨酶 62.2U/L，血钾 3.39mmol/L，血镁 0.57mmol/L。因骨髓抑制和肝功能异常，患者拟行中医药治疗后再行化疗。现倦怠乏力，胸闷畏寒，纳差，呕吐，寐欠安，小便黄，夜尿频，一日 8～9 次，大便时干，2 日一行，无便血。舌淡红稍暗，苔厚黄，脉弦数。有高血压病、糖尿病、痔疮病史。

辨证：气血耗伤，阴虚邪恋。

治法：益气养阴，疏肝健脾。

处方：黄芪 30g，女贞子 15g，灵芝 30g，山药 15g，夏枯草 15g，白花蛇舌草 30g，生晒参 15g，白术 15g，茯苓 15g，陈皮 6g，法半夏 6g，山楂 15g，枸杞子 15g，山茱萸 15g，柴胡 10g，白芍 10g，枳壳 10g，甘草 3g。水煎，日 1 剂，分两次温服。

嘱药物寒凉，药后如有胃脘痛、腹泻等不适症状，加 3 颗红枣同煎服。

二诊：2018 年 10 月 31 日。药后疲乏稍减，纳可，时嗳气反酸，口稍干苦，寐欠安，夜间胸闷心悸，偶头晕耳鸣，夜尿频，每日 7～8 次，大便尚可。舌淡红，苔黄，脉细弦。复查血常规示红细胞 3.85×10^{12}/L，血红蛋白 89g/L；血生化检查示谷氨酰转移酶 618U/L，谷草转氨酶 47U/L，总胆红素 34.5mmol/L，直接胆红素 14.9mmol/L。

治法：益气养阴，健脾降逆，补益安神。

处方：黄芪 30g，女贞子 15g，灵芝 30g，山药 15g，夏枯草 15g，白花蛇舌草 30g，生晒参 15g，白术 15g，茯苓 15g，陈皮 6g，法半夏 6g，麦冬 10g，海螵蛸 15g（捣碎），木香 6g（后下），枳壳 10g，枸杞子 15g，山楂 15g，甘草 3g。水煎，日 1 剂，分两次温服。

三诊：2018 年 12 月 26 日。患者嗳气反酸减轻，稍疲乏，畏寒，口干不苦，胸闷心悸，咳嗽无痰，皮肤瘙痒，纳可，寐欠安，大便成形，便后痔疮少许出血，肛门灼热感，小便尚可。舌淡红，苔厚黄，脉细弦。复查血常规示红细胞 3.83×10^{12}/L，血红蛋白 88g/L；血生化示白蛋白 37.9g/L，谷丙转氨酶 53U/L，谷草转氨酶 50U/L，谷氨酰转移酶 1122U/L。

治法：益气养阴，扶正抑瘤。

处方：黄芪 30g，女贞子 15g，灵芝 30g，山药 15g，夏枯草 15g，白花蛇舌草 30g，浙贝母 10g，鱼腥草 15g，沙参 10g，麦冬 10g，生晒参 15g，白术 15g，茯苓 15g，山楂 15g，枸杞子 15g，山茱萸 15g，芋环干 15g，甘草 3g。水煎，日 1 剂，分两次温服。

四诊：2019 年 3 月 12 日。患者前几日便后出血严重，色鲜红，晕倒 1 次，外院急诊查血常规示红细胞 0.76×10^{12}/L，血红蛋白 24g/L，已予输血和相关对症处理。现乏力不能行走，口干苦，面黄、目黄、小便黄，腹胀痛，右胁痛，双下肢浮肿，纳差，呕吐，嗳气反酸，大便已无出血，一日 4~5 行，先成形后溏烂。舌淡红，苔黄厚，脉沉近数。

治法：益气养阴，清热解毒，利湿退黄。

处方：黄芪 30g，女贞子 15g，灵芝 30g，山药 15g，夏枯草 15g，白花蛇舌草 30g，桂枝 6g，茯苓 15g，泽泻 15g，猪苓 15g，车前草 15g，茵陈 10g，白英 30g，葫芦壳 30g，玉米须 18g，全蝎 6g，重楼 15g，甘草 3g。水煎，日 1 剂，分两次温服。

五诊：2019 年 3 月 19 日。患者暂停化疗，拟继续中药调理。现胁痛、下肢浮肿稍减，可行走，仍感疲乏，面黄、身黄、小便黄，纳差，恶心欲吐，反酸，时头晕，胸闷心悸，腹胀，右侧腹痛，寐欠安，多梦，大便一日 4～5 行。舌暗红，苔黄燥，脉弦数。

治法：益气养阴，健脾利湿退黄。

处方：黄芪 30g，女贞子 15g，灵芝 30g，山药 15g，夏枯草 15g，白花蛇舌草 30g，茵陈 10g，白英 30g，生晒参 15g，白术 15g，茯苓 15g，白通草 6g，泽泻 15g，猪苓 15g，全蝎 6g，重楼 15g，葫芦壳 30g，玉米须 18g，海螵蛸 10g，神曲 15g，甘草 3g。水煎，日 1 剂，分两次温服。

六诊：2019 年 3 月 22 日。服药后患者精神好转，可行走，面黄、身黄、小便黄，纳改善，时头晕，恶心欲吐减轻，腹胀，右侧腹痛，下肢浮肿，寐欠安，大便稀、色黄，一日 2～3 行。舌淡红，苔前中部少、根部黄燥，脉弦数。复查血常规示红细胞 2.28×10^{12}/L，血红蛋白 71g/L，糖类抗原 125 2897kU/L，谷丙转氨酶 7U/L，谷草转氨酶 15U/L，谷氨酰转移酶 15U/L。

治法：益气养阴，健脾利湿退黄。

处方：黄芪 30g，女贞子 15g，灵芝 30g，山药 15g，夏枯草 15g，白花蛇舌草 30g，车前草 15g，茵陈 10g，生晒参 15g，白术 15g，茯苓 15g，猪苓 15g，泽泻 15g，玉米须 18g，神曲 15g，海螵蛸 10g，白英 30g，甘草 3g。水煎，日 1 剂，分两次温服。

按语：本案患者为老年女性，确诊时已出现肝、肺多发转移，西医采取的治疗方案是以化疗为主，但患者无法耐受，主要表现为乏力纳差、恶心呕吐，并出现骨髓抑制、红细胞和血红蛋白降低及肝功能异常。目前主要治疗思路是缓解患者的症状，减轻化疗的不良反应，尽量控制病情传变。

杜建教授认为，温病学强调疾病的传变和防变，肿瘤治疗也要注重预防和控制肿瘤的复发和转移。化疗多耗伤正气，脾胃虚弱，气血生化无源，更会影响疾病的康复和转归，故杜建教授治疗疾病时重视脾胃功能。本案的治疗以扶助脾胃之气、养护阴液为主，遣方以扶正清解方为基础方，其中黄芪、女贞子益气养阴，为君药；灵芝、山药助女贞子、黄芪补运化之气，为臣药，夏枯草、白花蛇舌草清热存阴，辅以解毒散结，为佐使。初诊时患者倦怠乏力、纳差、呕吐、脉弦数，考虑肝郁血虚脾弱，予六君子汤合四逆散加减以疏肝解郁，养血健脾。三诊时患者出现咳嗽无痰，加浙贝母、鱼腥草、沙参、麦冬以清热润肺止咳，皮肤瘙痒加苦环干祛风止痒。四诊至六诊出现双下肢浮肿，加五苓散以利水消肿；面黄、身黄、小便黄，加茵陈、白英、车前草以利湿退黄，并佐以全蝎、重楼解毒逐瘀，消癥散结。杜建教授临证用药注重保护正气，阴血兼顾，攻补兼施，控制传变。此为其精妙之处。

病例 2

庄某，男，38 岁。初诊日期：2018 年 12 月 12 日。

主诉：升结肠癌术后 5 月余。

患者于 2018 年 7 月 5 日在外院行"根治性右边结肠切除术"，术后病理检查示升结肠隆起性中分化管状腺癌，侵及浆膜下层，淋巴结未见转移。术后行 6 周期口服卡培他滨化疗，已结束疗程，查血常规示红细胞 4.16×10^{12}/L，癌胚抗原、糖类抗原 199 未见异常。现患者精神尚可，腹部未见明显不适，稍畏寒汗多，足底见疱疹，手指、手掌见脱皮，纳可寐安，夜尿 1～2 次，大便一日二三行。舌淡红，苔前部少、根部薄黄，脉弦缓。有慢性胃炎病史。

辨证：气阴两虚，癌毒内存。

治法：益气养阴，健脾理气，扶正抑瘤。

处方：黄芪 30g，女贞子 15g，灵芝 30g，山药 15g，夏枯草 15g，白花蛇舌草 30g，生晒参 15g，白术 15g，茯苓 15g，三棱 10g，莪术 10g，陈皮 6g，法半夏 6g，神曲 15g，甘草 3g。水煎，日 1 剂，分两次温服。

二诊：2018 年 12 月 18 日。患者畏寒、汗多缓解，双手干裂，趾甲见白色液体渗出，余症同前。舌淡红，苔前部少、根部薄黄，脉弦。

治法：益气养阴，补益肝肾，破血逐瘀。

处方：黄芪 30g，女贞子 15g，灵芝 30g，山药 15g，夏枯草 15g，白花蛇舌草 30g，生晒参 15g，白术 15g，茯苓 15g，枸杞子 10g，制何首乌 15g，三棱 10g，莪术 10g，甘草 3g。水煎，日 1 剂，分两次温服。

三诊：2019 年 1 月 2 日。患者足底疱疹渗液已愈，双手干裂减轻，右胁下酸痛，纳可，寐安，夜尿 1～2 次，大便 1 日二三行、成形。查血生化示谷丙转氨酶 108.6U/L, 谷草转氨酶 62.8U/L, 谷氨酰转移酶 553U/L; 血常规示红细胞 4.28×10^{12}/L。舌淡红,苔黄,脉弦。

治法:益气养阴,补益肝肾,清热利湿。

处方:黄芪 30g, 女贞子 15g, 灵芝 30g, 山药 15g, 夏枯草 15g, 白花蛇舌草 30g, 白英 30g, 龙葵 18g, 白茅根 30g, 金蝉花 10g, 制何首乌 15g, 茵陈 10g, 甘草 3g。水煎,日 1 剂,分两次温服。

四诊:2019 年 1 月 8 日。复查血生化示谷丙转氨酶 51U/L, 谷氨酰转移酶 532U/L, 谷草转氨酶未见异常。现稍疲乏,无胁痛,无腹部不适,腰酸,纳可,寐安,大便一日五行,水样便。舌淡红,苔白,脉弦缓。

治法:益气养阴,健脾益肾,清热利湿。

处方:黄芪 30g, 女贞子 15g, 灵芝 30g, 山药 15g, 夏枯草 15g, 白花蛇舌草 30g, 生晒参 15g, 白术 15g, 茯苓 15g, 神曲 15g, 金蝉花 10g, 白英 30g, 龙葵 18g, 制何首乌 15g, 三棱 10g, 莪术 10g, 甘草 3g。水煎,日 1 剂,分两次温服。

五诊:2019 年 1 月 16 日。复查血常规、血生化未见异常。现时疲乏,腰酸,纳可,寐欠安,多梦,小便可,大便成形,一日二行。舌淡红,苔薄黄,脉弦缓。

治法:益气养阴,疏肝健脾,破血逐瘀。

处方:黄芪 30g, 女贞子 15g, 灵芝 30g, 山药 15g, 夏枯草 15g, 白花蛇舌草 30g, 生晒参 15g, 白术 15g, 茯苓 15g, 三棱 10g, 莪术 10g, 全蝎 6g, 重楼 15g, 制何首乌 15g, 柴胡 10g, 白芍 10g, 枳壳 15g, 炒酸枣仁 15g, 柏子仁 15g, 甘草

3g。水煎，日 1 剂，分两次温服。

2019 年 1 月 16 日至 2019 年 3 月 26 日，患者每周复诊，以上方为基础方随症加减，病情稳定，复查血常规、血生化、癌胚抗原、糖类抗原 199 未见异常，肺部 CT 示右肺中叶内侧段少许慢性炎症，MRI 检查提示升结肠术后改变。

六诊：2019 年 3 月 27 日。患者右脚及足踝部湿疹，鼻塞喷嚏，流清涕，稍畏寒，咽痒，时咳嗽，无痰，无口干口苦，纳可，寐安，小便调，大便时烂时成形，一日一二行。舌淡红，苔黄，脉弦缓。

治法：益气养阴，健脾理气，祛风解表。

处方：黄芪 30g，女贞子 15g，灵芝 30g，山药 15g，夏枯草 15g，白花蛇舌草 30g，白术 10g，防风 6g，牛蒡子 10g，生晒参 15g，茯苓 15g，神曲 15g，木香 6g（后下），砂仁 6g（后下），芋环干 30g，甘草 3g。水煎，日 1 剂，分两次温服。

七诊：2019 年 4 月 3 日。患者复查血常规示红细胞 3.96×10^{12}/L，肝功能未见异常，药后右脚及足踝部湿疹减轻，精神可，稍畏寒，鼻塞喷嚏，流清涕，咽稍痒，偶咳嗽，纳可，寐安，小便调，大便一日二行、不成形。舌淡红，苔黄，脉弦缓。

治法：益气养阴，健脾理气，宣通鼻窍。

处方：黄芪 30g，女贞子 15g，灵芝 30g，山药 15g，夏枯草 15g，白花蛇舌草 30g，辛夷花 10g，白术 10g，防风 6g，生晒参 15g，茯苓 15g，陈皮 15g，法半夏 6g，浙贝母 10g，山楂 15g，芋环干 18g，甘草 3g。水煎，日 1 剂，分两次温服。

2019 年 4 月 10 日至 2019 年 5 月 28 日，患者以鼻塞、喷

嚏、流清涕、咽痒、咳嗽为主症,以上方为基础方随症加减,加板蓝根、薄荷以清热利咽,或加三棱、莪术、全蝎、重楼以破血逐瘀,解毒散结。

八诊:2019 年 5 月 29 日。患者复查血常规示红细胞 $4.18 \times 10^{12}/L$,血生化、癌胚抗原、糖类抗原 199 未见异常,肺部 CT 检查示右肺中叶内侧段少许陈旧性炎症,较前相仿。MRI 检查示升结肠术后改变,较前相仿。现精神可,咳嗽缓解,无鼻塞流涕,时咽痒,纳可,寐欠安,入睡难,小便调,大便日一行、时不成形。舌淡红,苔薄黄,脉弦近数。

治法:益气养阴,健脾安神,破血逐瘀。

处方:黄芪 30g,女贞子 15g,灵芝 30g,山药 15g,夏枯草 15g,白花蛇舌草 30g,生晒参 15g,白术 15g,茯苓 15g,三棱 10g,莪术 10g,全蝎 6g,重楼 15g,石斛 15g,板蓝根 15g,炒酸枣仁 15g,柏子仁 15g,甘草 3g。水煎,日 1 剂,分两次温服。

按语:杜建教授经多年的临床经验和实验研究证实,扶正清解方可提高机体免疫力,减轻手术损伤,有利于术后的康复,减少复发或转移,也可增强放化疗的效果,并减轻放化疗的毒副作用,提高生活质量。

本案患者刚刚结束了手术治疗和 6 个疗程口服药化疗,辨证为气阴两虚,癌毒内存,故以扶正清解方合六君子汤以益气养阴,辅以三棱、莪术、全蝎、重楼解毒散结,扶正祛邪,攻补兼施,以促进术后康复和提高化疗效果。同时针对患者肝功能异常,予以白茅根、白英、茵陈以清热利湿,护肝降酶。其间,患者右脚及足踝部湿疹时有反复,治以健脾利湿后湿疹缓解。患者的慢性鼻炎发作，出现鼻塞流涕、喷嚏频发、咽痒、咳嗽等不适，加辛夷花、防风、浙贝母、板蓝根、薄荷等解表祛风，宣通鼻窍，止咳利咽，则症状明显减轻。患者一直在门诊复诊，情况良好，复查血常规、肝功能和相关辅助检查都未见异常，临床疗效可见。

乳 腺 癌

病例1

郑某，女，51岁。初诊日期：2014年12月24日。

主诉：左乳腺癌术后2年余。

患者于2012年9月22日在某三甲医院行乳腺彩超示左乳低回声结节，后明确诊断为左乳腺癌，行"左乳局部切除术及左乳腺癌改良根治术"。术后病理检查示（左侧乳腺肿物）浸润性导管癌Ⅱ级，侵犯周围乳腺及脂肪组织，周围乳腺呈纤维硬化性腺病改变。免疫组化提示肌上皮缺失。原手术部位多处取材未见肿瘤残余，周围见缝线肉芽肿形成，乳头及皮肤未见肿瘤。腋窝淋巴结未见转移癌。术后服用枸橼酸托瑞米芬片治疗中。现反复寐差，近日加剧，记忆力下降，口干，烦躁易怒，畏寒怕冷，四肢冰凉，纳可，二便调。舌红苔白，脉细弦。患者49岁时绝经。

辨证：气阴亏虚，肝郁气滞。

治法：益气养阴，疏肝理气，养心安神。

处方：牡丹皮10g，栀子10g，当归10g，白芍10g，熟地黄15g，川芎6g，炒酸枣仁15g，柏子仁15g，首乌藤18g，远志 6g，山茱萸 15g，郁金 10g，香附 10g，黄芪 30g，女贞子 15g，灵芝 30g，山药 15g，甘草 3g。水煎，日 1 剂，分两次温服。

二诊：2015 年 6 月 3 日。患者近半年间断服用上方，畏寒肢冷、口干等症状改善，现寐欠佳，易疲乏，纳可，二便调。舌红，苔薄白，脉细弦。

治法：益气养阴，疏肝健脾，养心安神。

处方：黄芪 30g，女贞子 15g，灵芝 30g，山药 15g，当归 10g，白芍 10g，熟地黄 15g，柴胡 10g，枳壳 10g，炒酸枣仁 15g，柏子仁 15g，首乌藤 18g，郁金 10g，香附 10g，党参 15g，白术 10g，甘草 3g。水煎，日 1 剂，分两次温服。

三诊：2015 年 8 月 26 日。患者因近日事务繁忙，出现疲乏，偶有胸闷，急躁，恶热汗多，记忆力稍差，下肢酸，寐欠佳，入睡困难，易醒，纳一般，二便尚调。舌淡红，苔微黄，脉缓。

治法：益气养阴清热，养血解郁安神。

处方：黄芪 30g，女贞子 15g，灵芝 30g，山药 15g，牡丹皮 10g，栀子 10g，当归 10g，白芍 10g，川芎 10g，熟地黄 15g，炒酸枣仁 15g，柏子仁 15g，首乌藤 18g，郁金 10g，黄精 15g，合欢皮 10g，枸杞子 15g，甘草 3g。水煎，日 1 剂，分两次温服。

四诊：2015 年 11 月 18 日。服用上方近 3 个月，并服用枸橼酸托瑞米芬片已 3 年，复查肝功能示谷氨酰转移酶 89U/L，彩超检查示肝右叶门静脉 - 肝静脉异常沟通。现自觉疲乏减轻，时胸闷，咽干，痰多，寐欠安。舌红，苔薄白，脉细弦。

治法：扶正清解，散瘀消癥，解郁安神。

处方：黄芪 30g，女贞子 15g，灵芝 30g，山药 15g，夏枯草 15g，白花蛇舌草 30g，牡丹皮 10g，栀子 10g，当归 10g，白芍 10g，熟地黄 15g，郁金 10g，香附 10g，三棱 10g，莪术 10g，炒酸枣仁 15g，柏子仁 15g，甘草 3g。水煎，日 1 剂，分两次温服。

2015 年 12 月至 2019 年 4 月复诊，患者病情尚稳定，2019 年服用来曲唑片，中药在上方的基础上随症加减。若出现胸闷痰多，加陈皮、法半夏、茯苓、鱼腥草、瓜蒌等以宽胸理气、化痰散结；若伴咳嗽，则加浙贝母、白前以化痰止咳；若出现视物模糊、迎风流泪，加茺蔚子、青葙子、枸杞子、菊花以养肝明目；若肝功能异常，加白茅根、白英、绵茵陈以利湿退黄；若胃脘不适，辨证后加香砂六君子汤，或吴茱萸、黄连以健脾理气，和胃止痛。

2018 年 11 月 24 日在某三甲医院 CT 检查示左乳术后改变，较前相仿；双肺少许炎症；左肺上叶一小结节，考虑炎性病灶可能；肝内小低密度灶，考虑囊肿可能。彩超检查示右侧乳腺增生。电子胃镜示慢性萎缩性胃炎。其间复查血常规、血生化全套、癌胚抗原、甲胎蛋白及糖类抗原 199、125、153 均未见异常。

按语： 本案患者为中年女性，行乳腺癌手术及 4 次化疗后，已药物绝经，术后服用枸橼酸托瑞米芬片和来曲唑治疗。现患者寐欠安，难以入睡，易醒，时有烦躁，辨证为气阴两虚，肝郁气滞，治以益气养阴、疏肝理气、养血安神为法，方用扶正清解方合丹栀四物汤加减。加用酸枣仁、柏子仁、首乌藤等养心安神，三棱、莪术等软坚散结消癥，用陈皮、法半夏、茯苓、浙贝母、白前等化痰止咳。患者时有胃脘不适，或胀或痛，易饥，胃镜检查提示慢性萎缩性胃炎，以香砂六君子汤健脾理气，吴茱萸、黄连和胃止痛。整个诊疗过程攻补兼施，益气养阴补血为本，兼以疏肝解郁、软坚散结，随症施治。

病例 2

杨某，女，51 岁。初诊日期：2015 年 11 月 16 日。

主诉：右乳腺癌术后 13 个月，发现肺结节 9 月余。

患者于 2014 年 10 月在外院行"右乳切除术"，术后病理检查示右乳腺浸润性导管癌，淋巴结有转移（7/13），行 8 周期化疗、放疗 1 疗程后，开始内分泌治疗。2015 年 2 月复查胸部 CT 示右肺中叶小结节，考虑肉芽肿；行电子胃镜检查提示间质瘤。为求进一步治疗，来我院门诊。现稍疲乏，口干，双手指屈伸不利，右手轻度浮肿，时背痛，久坐后膝关节疼痛，活动后痛减，纳可，寐安，二便尚调。舌淡红，苔薄白，脉细弦。

辨证：气阴两虚，癌毒未尽。

治法：益气养阴生津，疏肝凉血散结。

处方：牡丹皮 10g，栀子 10g，当归 10g，白芍 10g，柴胡 10g，枳实 10g，三棱 10g，莪术 10g，全蝎 6g，重楼 15g，沙参 15g，麦冬 15g，浙贝母 10g，鱼腥草 15g，桑白皮 15g，地骨皮 15g，金蝉花 10g，甘草 3g。水煎，日 1 剂，分两次温服。

二诊：2015 年 11 月 23 日。内分泌治疗中，仍感手指晨僵，活动后缓解，背痛，膝关节活动不利，乳房时痛，急躁易怒，纳可，寐欠安，易早醒，大便时溏，一日二三行，小便调。舌淡红、见裂纹，苔微黄，脉细弦。

治法：疏肝凉血，益肾强筋，散结通络。

处方：牡丹皮 10g，栀子 10g，当归 10g，白芍 10g，柴胡 10g，枳实 10g，三棱 10g，莪术 10g，全蝎 6g，重楼 15g，沙参 15g，金蝉花 10g，秦艽 10g，桑寄生 10g，忍冬藤 15g，杜仲 15g，甘草 3g。水煎，日 1 剂，分两次温服。

中成药：芪灵扶正清解颗粒，每次 20g，每日 2 次口服。

嘱如药后出现腹部不适、大便溏或次数增加，可加 3 颗红枣与药同煎。

三诊：2015 年 12 月 14 日。服药后关节痛减，仍有晨僵感，疲乏，右乳房时痛，腰酸，纳可，寐欠安，易醒，大便调，小便黄。舌淡红、有齿印，苔微黄，脉弦缓。

治法：疏肝健脾，益气养阴，凉血解毒。

处方：牡丹皮 10g，栀子 10g，当归 10g，白芍 10g，熟地黄 10g，柴胡 10g，枳实 10g，百合 10g，女贞子 15g，黑豆 15g，黄芪 30g，山药 15g，灵芝 30g，夏枯草 15g，白花蛇舌草 30g，党参 15g，白术 10g，茯苓 15g，杜仲 15g，牛膝 15g，甘草 3g。水煎，日 1 剂，分两次温服。

四诊：2015 年 12 月 21 日。近两日咳嗽，痰黄稠，头晕头痛，鼻塞，口干口苦，咽干声哑，腰身酸楚，无发热，纳可，寐安，二便调。舌暗红、有裂纹，苔微黄，脉细弦偏数。

治法：疏风清热，扶正解表，化痰止咳。

处方：黄芪 30g，白术 10g，陈皮 6g，法半夏 6g，浙贝母 10g，紫苏叶 10g，党参 15g，茯苓 15g，三棱 10g，莪术 10g，黄芩 10g，荆芥 10g，牡丹皮 10g，栀子 10g，防风 6g，甘草

3g。水煎，日1剂，分两次温服。

五诊：2016年1月7日。外感已愈，现精神可，手指晨僵，偶气短，余无明显不适，纳可，寐安，二便调。舌暗红，苔白稍厚，脉细弦。

治法：凉血补血，扶正抑瘤，强筋通络。

处方：牡丹皮10g，栀子10g，当归10g，白芍10g，熟地黄15g，川芎6g，秦艽10g，三棱10g，莪术10g，桑寄生10g，黄芪30g，女贞子15g，山药15g，灵芝30g，金蝉花10g，甘草3g。水煎，日1剂，分两次温服。

中成药：芪灵扶正清解颗粒，每次20g，每日2次口服。

六诊：2016年1月14日。药后平顺，现手指晨僵减轻，偶腰背酸痛，药后偶有腹痛和大便溏，纳可，寐安，小便调。1月12日胃镜检查示轻度慢性非萎缩性胃炎，食管鳞状上皮轻度增生。舌淡红，苔薄微黄，脉细弦。

治法：扶正清解，疏肝凉血，健脾渗湿。

处方：黄芪30g，女贞子15g，山药15g，灵芝30g，夏枯草15g，白花蛇舌草30g，牡丹皮6g，栀子10g，柴胡10g，白芍10g，枳实10g，陈皮6g，法半夏6g，黄连6g，黄芩10g，党参15g，白术15g，甘草3g。水煎，日1剂，分两次温服。

2016年1月21日至2016年10月11日，患者定期复诊，治疗以丹栀逍遥散、四逆散、参苓白术散、扶正清解方等为基础方，随症加减，病情稳定。其间3次外感，症见鼻塞、流涕、咳嗽，或黄痰，或白痰，或发热，予以疏风解表、宣肺止咳等辨证用药后缓解。

七诊：2016年10月15日。近两日时口干苦，头晕，头痛以两侧为主，目胀感，背痛，纳可，寐欠安，难入睡，二便调。舌暗红，苔薄白，脉弦。

治法：益气养阴，平肝息风，养心安神。

处方：黄芪 30g，女贞子 15g，灵芝 30g，山药 15g，夏枯草 15g，白花蛇舌草 30g，钩藤 15g，天麻 15g，炒酸枣仁 15g，柏子仁 15g，杜仲 15g，牛膝 15g，枸杞子 10g，菊花 10g，何首乌 15g，甘草 3g。水煎，日 1 剂，分两次温服。

八诊：2016 年 11 月 7 日。药后睡眠改善，诉仍两侧头痛，时头晕，两胁时痛，左乳房胀痛，背灼热感，纳可，二便调。舌淡红，苔薄白，脉细弦。

治法：益气养阴，补益肝肾，疏肝止痛。

处方：黄芪 30g，女贞子 15g，灵芝 30g，山药 15g，夏枯草 15g，白花蛇舌草 30g，杜仲 15g，牛膝 15g，枸杞子 10g，菊花 6g，川芎 10g，白芷 6g，钩藤 15g，白芍 10g，郁金 10g，百合 15g，黑豆 15g，甘草 3g。水煎，日 1 剂，分两次温服。

按语：本案患者为中年女性，诊断为乳腺癌术后肺结节，辨证属气阴两虚，癌毒内存，耗伤津液。结合患者正值更年期，故治疗以丹栀逍遥散或扶正清解方为基础方，以益气养阴、疏肝理气、凉血散结为法，随症辨证加减。患者有手指关节晨僵、膝关节疼痛、腰背酸痛等，用桑寄生、杜仲、牛膝等益肾强筋，秦艽、白芷、忍冬藤等通络止痛，患者的疼痛缓解。随访至 2019 年 5 月，患者病情稳定，一般情况尚可。

【乳腺癌的饮食建议】

1. 手术后恢复期的患者应以补益气血、调理脾胃为主。少食多餐，不能饥一顿饱一顿，以免增加胃的负担。宜食能量高、低脂肪、易消化、富含维生素的食物，食物应多样化，营养合理、全面。进食应细嚼慢咽，不宜过饱。

2. 避免腌制、烧焦及霉变的食物，如酱菜、萝卜干、咸鱼，烧烤等，不吃肥甘厚腻（各种动物的皮、肥膘肉）、油炸、煎烤的食物，应以新鲜为主。不建议吃韭菜、茴香、洋葱、胡椒、香菜、桂皮等温热刺激性食物。不擅自进补，不饮酒。烹调方式采用蒸、煮、焖、炖等软烂方式。少食用剩菜，即做即食。

3. 在放化疗的过程中，患者食欲大减，易出现恶心呕吐、白细胞减少、津液亏耗等，食疗应以健脾开胃、补益气血、养阴生津为主，宜食薏苡仁、鲫鱼、甲鱼、芦笋、木耳、丝瓜、泥鳅、山楂、藕、梨、甘蔗、蜂蜜、西瓜、橘子、枇杷等。

4. 肿瘤患者因食欲不振，常导致维生素缺乏，故宜选择富含维生素 C、B 族维生素和维生素 E 的食物，如番茄、绿色蔬菜、柠檬、草莓、牛肉、牛奶、豆类、猪肝、果仁、谷物及鸡蛋等，以及富含硒、锌等矿物质的食物，如大蒜、海参、瘦肉等。每日建议摄入 300g 以上的蔬菜和 200g 的水果。

5. 由于在疾病或应激状态下，个体会增加对蛋白质的需求，且机体要修复和重建因抗癌治疗所受的影响，需要额外的蛋白质。若没有提供足够的蛋白质，患者常常出现水肿或营养不良现象。富含优质蛋白的食物及建议摄入量：鱼类（80～100g）、肉类（80～100g）、蛋类（40～50g）、奶及奶制品（300g）、大豆及豆制品（25～45g）等。

6. 杜绝烟酒。

7. 大豆是一种植物蛋白质，含有植物雌激素（非常微弱的雌激素效应）及异黄酮类。美国癌症协会建议乳腺癌患者每天摄入大豆类食品不超过 3 份，并避免使用大豆粉及豆制品。

【食疗方建议】

1. 绿豆玉米糊

材料：鲜玉米 60 粒，绿豆 30g（泡发），姜片 2～3 片。

制作：所有食材共倒入豆浆机，加水做糊。

功效：调中开胃，益肺宁心。

2. 茯苓红枣粥

材料：茯苓粉 25g，红枣 3 个，大米 80g。

制作：先将大米洗净，加水煮沸后，加入去核的红枣继续煮沸至烂后，加入茯苓粉，以白糖调味即可。

功效：健脾宁心。

3. 甘麦大枣汤

材料：淮小麦 30g（去外壳），大枣 5 枚（去核），生甘草 6g。

制作：将淮小麦、大枣、甘草同放入砂锅，加水煎煮半小时，拣去甘草即成。每日 1 剂，分 2 次饮用。

功效：益气养血，清心安神。

4. 三花茶

材料：玫瑰花 5g，代代花 3g，茉莉花 3g。

制作：以上食材共同泡茶饮用。

功效：理气安神，疏肝解郁。

卵 巢 癌

刘某，女，65 岁。初诊日期：2020 年 6 月 29 日。

主诉：左输卵管高级别浆液性癌术后1月余。

患者于2020年5月14日因左卵巢占位行"输卵管癌全面分期手术"，术后病理检查提示左输卵管高级别浆液性癌，淋巴结有转移癌。术后第6天彩超检查提示双小腿肌间静脉血栓形成，予以抗凝治疗。术后行2周期化疗（紫杉醇＋卡铂方案）。现面色少华，疲乏，畏寒，迎风打喷嚏，无发热，汗出正常，口干，纳差量少，时嗳气，寐欠安，易醒，可自行扪及腹部包块，下肢不肿，下肢酸痛，小便尚可，大便欠畅、质溏，日1次，量少，腹胀稍痛，阴道无分泌物。舌淡红，苔前少干，脉细弦、重按无力。2020年6月20日查彩超示双侧盆腔浆液性包块（11.7cm×5.3cm×5.5cm），盆腔少量积液；血常规示血红蛋白103g/L，红细胞 $3.58×10^{12}$/L，白细胞 $2.99×10^{9}$/L；血生化示低密度脂蛋白3.60mmol/L，高密度脂蛋白1.23mmol/L，胆固醇5.64mmol/L。

辨证：气阴两虚，热毒炽盛，气滞痰阻，水饮内停。

处方：①内服方：黄芪30g，女贞子15g，灵芝30g，山药15g，夏枯草15g，白花蛇舌草30g，三棱10g，莪术10g，全蝎6g，重楼15g，瓜蒌18g，火麻仁15g，柏子仁15g，枳实15g，牛蒡子15g，决明子15g，生晒参15g，白术15g，甘草3g。3剂，水煎，日1剂，分两次服。②外用方：甘遂粉5g，大黄粉5g，调蜜外敷。如皮肤起红疹、瘙痒，即刻暂停一天后再外敷。

患者内服加外敷3天后，腹胀痛减，大便日四五次，继续上方加减服药1周后复诊，自觉腹部包块变软。

按语：本案患者就诊时精神、身体状态均较差，经手术治疗及化疗后，机体正气亏损，精液耗伤，病情较重。患者的肿瘤性质为高级别浆液性癌，且盆腔可扪及的肿物为淋巴管囊肿，此种症状、体征的根本病机在于机体水液代谢异常，饮停下焦，而成湿痰流注。该患者经手术治疗和化疗后，机体正气虚损，在治疗上应以扶正固本为主，在拟方上以扶正清解方加生晒参、白术为主方。加用全蝎、重楼、三棱、莪术为针对患者肿瘤而用的辨病治疗。当前患者主要症状除了精神状态差、疲劳之外，急需解决的症状为大便不畅，临证取瓜蒌、火麻仁、柏子仁、枳实、牛蒡子、决明子润肠通便又不致攻下太过之药。而治癥瘕用攻法，宜缓宜曲；用补法，忌涩忌呆。甘遂者，主大腹疝瘕，腹满，破癥坚积聚，利水谷道，其泻水之力颇峻，服后可致连续泻下；大黄者，主下瘀血，破癥瘕积聚，留饮，推陈致新，通利水谷。二药皆可通利水谷，可破癥瘕积聚，但均为峻猛之品，患者正气虚弱，不宜内服，故采用调蜜外敷之法，去宛陈莝，推陈出新。

肝　癌

病例 1

林某，男，34 岁。初诊日期：2019 年 1 月 8 日。

主诉：原发性肝癌术后 2 月余。

患者于 2018 年 11 月在某三甲医院诊断为原发性肝癌，行"右肝肿物切除术＋胆囊切除术"。术后病理检查示中分化肝细胞性肝癌，慢性胆囊炎。患者暂未行化疗，拟中医药治疗。现倦怠乏力，右胁闷胀感，纳可，寐欠安，多梦，二便尚调。

舌淡红，苔白厚，脉弦，复查甲胎蛋白 9.4μg/L。有慢性乙型病毒性肝炎病史。

辨证：气阴两虚，热毒内蕴。

治法：益气养阴，清热散结。

处方：黄芪 30g，女贞子 15g，灵芝 30g，山药 15g，夏枯草 15g，白花蛇舌草 30g，三棱 10g，莪术 10g，金蝉花 15g，山茱萸 15g，茯苓 15g，泽泻 15g，牡丹皮 10g，生地黄 15g，甘草 3g。水煎，日 1 剂，分两次温服。

二诊：2019 年 1 月 15 日。服药后寐尚安，仍感乏力，右胁闷感，烦躁易怒，纳可，二便尚调。舌淡红，苔薄白，脉弦缓。

治法：扶正清解，补益肝肾。

处方：黄芪 30g，女贞子 15g，灵芝 30g，山药 15g，夏枯草 15g，白花蛇舌草 30g，金蝉花 15g，山茱萸 15g，茯苓 15g，泽泻 15g，牡丹皮 10g，生地黄 15g，郁金 10g，制何首乌 15g，枸杞子 15g，甘草 3g。水煎，日 1 剂，分两次温服。

三诊：2019 年 1 月 29 日。药后症稍减，仍感乏力，右胁闷感，烦躁易怒，纳可，二便尚调。舌淡红、尖红，苔白，脉弦。

治法：扶正清解，补益肝肾，疏肝解郁。

处方：黄芪 30g，女贞子 15g，灵芝 30g，山药 15g，夏枯草 15g，白花蛇舌草 30g，山茱萸 15g，茯苓 15g，泽泻 15g，牡丹皮 10g，生地黄 15g，制何首乌 15g，枸杞子 15g，旱莲草 15g，柴胡 10g，白芍 10g，枳壳 10g，醋鳖甲 18g（先煎），甘草 3g。

四诊：2019 年 3 月 19 日。服用上方 40 余天，现烦躁易怒缓解，稍疲乏，右胁闷感，汗少，无发热，纳可，寐欠安，小便黄，大便调。舌淡红，苔薄黄，脉弦。

治法：扶正清解，清热散结，养心安神。

处方：黄芪 30g，女贞子 15g，灵芝 30g，山药 15g，夏枯草 15g，白花蛇舌草 30g，三棱 10g，莪术 10g，醋鳖甲 18g，全蝎 6g，重楼 15g，山茱萸 15g，茯苓 15g，泽泻 15g，牡丹皮 10g，生地黄 15g，酸枣仁 15g，柏子仁 15g，甘草 3g。水煎，日 1 剂，分两次温服。

五诊：2019 年 4 月 16 日。服用上方近 1 个月，复查甲胎蛋白 8.1μg/L，现无疲乏，稍畏寒，右胁闷，纳可，寐安，二便调。舌淡红，苔薄黄，脉缓。

治法：扶正清解，清热散结，滋阴补肾。

处方：黄芪 30g，女贞子 15g，灵芝 30g，山药 15g，夏枯草 15g，白花蛇舌草 30g，三棱 10g，莪术 10g，全蝎 6g，重楼 15g，龙葵 15g，山茱萸 15g，茯苓 15g，泽泻 15g，牡丹皮 10g，生地黄 15g，生晒参 15g，醋鳖甲 18g，神曲 15g，甘草 3g。水煎，日 1 剂，分两次温服。

按语： 古书有云："壮人无积，虚人则有之。"本案患者为原发性肝癌并行手术治疗，主要表现为倦怠乏力，右胁闷，烦躁易怒，时寐欠安，是体虚夹实的表现。杜建教授以扶正清解方为基础方，益气养阴辅以解毒散结，临证加用三棱、莪术、全蝎、重楼、龙葵等疏泄肝火，清热散结，同时不忘养肝柔肝，多以六味地黄丸加柴胡、枳壳以疏肝理气，白芍、枸杞子、鳖甲、生地黄养阴柔肝。

病例 2

蔡某，男，64 岁。初诊日期：2018 年 12 月 24 日。

主诉：右肝癌射频消融术后 1 个月。

患者于 2018 年 11 月 30 日在外院行"超声引导下右肝肿物活检＋右肝肿物射频消融术＋腹腔镜胆囊切除术"，术后病理检查示肝细胞性肝癌，慢性胆囊炎伴腺肌症。临床诊断为原发性肝癌；乙肝肝硬化，代偿期（静止期）；胆囊腺肌增生症；行胆囊切除术。现手术区时痛，余未诉明显不适，纳可，寐尚安，大便先成形后溏，一日二三行，小便尚调。舌淡红，苔薄黄，脉弦。有双肾囊肿、结肠息肉、心律失常、继发性肺结核、右肺肺大疱病史。

辨证：气阴两虚，热毒内结。

治法：益气养阴，健脾利湿，解毒散结。

处方：黄芪 30g，女贞子 15g，灵芝 30g，山药 15g，夏枯草 15g，白花蛇舌草 30g，生晒参 15g，白术 15g，茯苓 15g，三棱 10g，莪术 10g，全蝎 6g，重楼 15g，白英 18g，龙葵 15g，甘草 3g。水煎，日 1 剂，分两次温服。

二诊：2019 年 1 月 21 日。患者间断服用上方，现手术区痛减，头晕项痛，血压为 132～142/90～95mmHg，纳可，时嗳气，反酸，矢气频，大便成形，一日三行，寐安，小便调。舌淡红，苔薄微黄，脉弦。复查彩超示右肝内可见不均回声区，胆囊切除术后，双肾囊肿，前列腺增大伴钙化。心电图检查示窦性心动过缓，心脏呈逆钟向转位。肺部 CT 检查示右肺上叶纤维条索影，考虑继发性肺结核（吸收硬化期），右肺肺大疱。

治法：益气养阴，解毒散结，平肝潜阳。

处方：黄芪 30g，女贞子 15g，灵芝 30g，山药 15g，夏枯草 15g，白花蛇舌草 30g，三棱 10g，莪术 10g，龙葵 15g，全蝎 6g，重楼 15g，醋鳖甲 18g（先煎），白英 30g，钩藤 10g，白芍 10g，甘草 3g。水煎，日 1 剂，分两次温服。

三诊：2019 年 2 月 18 日。服药后手术区无不适，血压平稳，现口苦咽干，目赤、易流泪，皮肤瘙痒，纳可，肠鸣，矢气频，寐欠安，易早醒，难再入睡，大便成形，日三行，小便调。舌淡红，苔厚微黄，脉弦缓。

治法：扶正清解，养心安神，利湿止痒。

处方：黄芪 30g，女贞子 15g，灵芝 30g，山药 15g，夏枯草 15g，白花蛇舌草 30g，三棱 10g，莪术 10g，醋鳖甲 18g（先煎），酸枣仁 15g，柏子仁 15g，玄参 15g，麦冬 10g，生地黄 15g，芋环干 18g，土茯苓 18g，甘草 3g。水煎，日 1 剂，分两次温服。

四诊：2019 年 3 月 4 日。服药后寐改善，流泪减轻，咽干口苦，右胁区刺痛，背痛，仍有皮肤瘙痒，纳可，二便调。舌偏暗，苔薄微黄，脉弦缓。

治法：益气养阴，疏肝理脾，利湿止痒。

处方：黄芪 30g，女贞子 15g，灵芝 30g，山药 15g，夏枯草 15g，白花蛇舌草 30g，醋鳖甲 18g（先煎），三棱 10g，莪术 10g，柴胡 10g，白芍 10g，枳壳 10g，浙贝母 10g，芋环干 18g，土茯苓 18g，甘草 3g。水煎，日 1 剂，分两次温服。

五诊：2019 年 3 月 25 日。药后皮肤瘙痒缓解，喉中痰阻感，右胁区时痛，纳可，寐安，小便调，大便偏溏，日一行。

舌暗红，苔厚黄，脉弦缓。

治法：扶正清解，疏肝健脾，柔肝止痛。

处方：黄芪 30g，女贞子 15g，灵芝 30g，山药 15g，夏枯草 15g，白花蛇舌草 30g，醋鳖甲 18g（先煎），柴胡 10g，白芍 10g，枳壳 10g，台乌药 15g，三棱 10g，莪术 10g，枸杞子 15g，神曲 15g，浙贝母 15g，甘草 3g。水煎，日 1 剂，分两次温服。

六诊：2019 年 4 月 8 日。近日咳嗽，痰黄难咳，倦怠乏力，皮肤稍痒，纳可，寐欠安，大便偏烂，日一行，小便调。舌淡红，苔黄腻，脉弦缓。

治法：扶正清解，疏肝解表，化痰止咳，养心安神。

处方：黄芪 30g，女贞子 15g，灵芝 30g，山药 15g，夏枯草 15g，白花蛇舌草 30g，醋鳖甲 18g（先煎），柴胡 10g，白芍 10g，三棱 10g，莪术 10g，浙贝母 10g，郁金 10g，紫苏叶 10g，酸枣仁 15g，柏子仁 15g，甘草 3g。水煎，日 1 剂，分两次温服。

七诊：2019 年 5 月 6 日。药后咳嗽缓解，精神可，皮肤稍痒，纳可，寐安，二便调。舌淡红，苔薄微黄，脉弦缓。

治法：益气养阴，解毒散结，利湿止痒。

处方：黄芪 30g，女贞子 15g，灵芝 30g，山药 15g，夏枯草 15g，白花蛇舌草 30g，醋鳖甲 18g（先煎），三棱 10g，莪术 10g，全蝎 6g，重楼 15g，芋环干 18g，土茯苓 18g，旱莲草 15g，柴胡 10g，白芍 10g，甘草 3g。水煎，日 1 剂，分两次温服。

按语：本案患者为老年男性，诊断为肝癌，行肝肿瘤射频消融术后，以手术区或右胁部时痛、夜寐不安和皮肤瘙痒为主症，考虑以气阴两虚、肝郁脾虚为主，湿痰热瘀毒互结，阻塞经络脏腑，而成肿瘤。杜建教授重视温病养阴法，选用扶正清解方为基础方，以达益气养阴、解毒散结之功。右胁时痛，则合四逆散疏肝健脾，乌药行气止痛；夜寐不安，则加柏子仁、酸枣仁养心安神，醋鳖甲滋阴柔肝，软坚散结；皮肤瘙痒，则加芋环干、土茯苓清热利湿止痒。

病例 3

张某，女，44 岁。初诊日期：2017 年 10 月 11 日。

主诉：左肝癌术后 1 年，右肝癌术后 2 月余。

患者 1 年前因左肝癌行手术切除，两个多月前发现右肝癌，再行右肝肿瘤切除术。术后病理检查示肝细胞癌，团片型Ⅲ级，癌周有多个小癌性生长伴微血管侵犯；慢性肝炎，轻度纤维化。术后再行肝动脉化疗栓塞术，现靶向治疗中。自述易疲乏，面少华，右胁胀，皮肤瘙痒感，乳房痛，纳可，寐欠安，难入睡，二便尚调。末次月经为 2017 年 9 月 24 日，量少，色如巧克力。舌淡红，苔薄微黄，脉细弦。查血红蛋白91g/L，谷氨酰转移酶 72U/L，癌胚抗原、甲胎蛋白未见异常。MRI 检查示肝右叶团块，考虑术后改变；脾脏稍大。

辨证：气阴亏虚，癌毒未尽。

治法：益气养阴，补益肝肾，散瘀消癥。

处方：黄芪 30g，女贞子 15g，灵芝 30g，山药 15g，夏枯草 15g，白花蛇舌草 30g，三棱 10g，莪术 10g，全蝎 6g，重楼15g，龙葵 15g，枸杞子 10g，山茱萸 15g，甘草 3g。水煎，日1 剂，分两次温服。

二诊：2017 年 10 月 17 日。服药后寐尚安，右胁胀，有口涩感，术后瘢痕处时痛，纳可，二便调。舌暗红，苔薄白，脉细弦。10 月 13 日复查血红蛋白 100g/L，谷氨酰转移酶 55U/L，癌胚抗原未见异常。彩超检查示左肝切除，其余肝实质回声较密集；右肝囊性包块；胆囊壁粗糙，胆囊息肉样变。

治法：益气养阴，补益肝肾，破血逐瘀。

处方：黄芪 30g，女贞子 15g，灵芝 30g，山药 15g，夏枯草 15g，白花蛇舌草 30g，三棱 10g，莪术 10g，全蝎 6g，重楼 15g，何首乌 15g，枸杞子 10g，龙葵 15g，山茱萸 15g，茯苓 15g，泽泻 10g，牡丹皮 6g，生地黄 15g，甘草 3g。水煎，日 1 剂，分两次温服。

三诊：2017 年 11 月 28 日。本次月经提前（11 月 6～12 日，上次月经为 10 月 22～26 日），仍有乳房及右胁胀，术口瘢痕处痛，纳可，寐欠安，难入睡，肠鸣，大便欠畅，日一行，小便调。舌淡红，苔薄白，脉细弦。复查血红蛋白 98g/L，糖类抗原 199 42.5U/mL，癌胚抗原、甲胎蛋白、谷氨酰转移酶未见异常。MRI 检查示肝癌术后改变；肝右叶囊样信号影，考虑术后改变；脾脏稍大。

治法：益气养阴，散瘀消癥，凉血柔肝。

处方：黄芪 30g，女贞子 15g，灵芝 30g，山药 15g，夏枯草 15g，白花蛇舌草 30g，三棱 10g，莪术 10g，全蝎 6g，重楼 15g，龙葵 15g，当归 10g，白芍 10g，生地黄 15g，金蝉花 15g，甘草 3g。水煎，日 1 剂，分两次温服。

四诊：2018 年 1 月 2 日。服药后右胁痛缓解，疲乏，咽干，右后背隐痛，纳可，寐欠安，多思虑而难入睡，二便调。月经尚调，末次月经为 2017 年 12 月 7 日。舌淡红，苔薄黄，脉细弦。复查血红蛋白 91g/L，癌胚抗原 16.6μg/L，甲胎蛋白 6.1μg/L，糖类抗原 199 84.6U/mL。

治法：益气养阴，健脾理气，散瘀消癥。

处方：黄芪 30g，女贞子 15g，灵芝 30g，山药 15g，夏枯草 15g，白花蛇舌草 30g，三棱 10g，莪术 10g，苦参 10g，重楼 15g，生晒参 15g，白术 15g，茯苓 15g，木香 6g（后下），台乌药 15g，甘草 3g。水煎，日 1 剂，分两次温服。

五诊：2018 年 1 月 30 日。药后平顺，近日咽干，流涕，色白黄相间、夹血丝，口中或淡或甜，时恶心感，胃脘及右腹部胀，矢气则舒，纳可，寐欠安，难入睡，大便成形，日一行，小便调。末次月经为 1 月 4 日，量不多，色偏暗，夹少许血块。舌淡红，苔薄黄，脉细弦。复查血红蛋白 93g/L，糖类抗原 199 38.5U/mL，癌胚抗原、甲胎蛋白和肝功能未见异常。

治法：扶正清解，健脾消食，养心安神。

处方：黄芪 30g，女贞子 15g，灵芝 30g，山药 15g，夏枯草 15g，白花蛇舌草 15g，生晒参 15g，白术 10g，茯苓 10g，三棱 10g，莪术 10g，苦参 10g，重楼 15g，山楂 15g，酸枣仁 15g，柏子仁 15g，甘草 3g。水煎，日 1 剂，分两次温服。

六诊：2018 年 2 月 13 日。现无流涕，咽干，口淡、口甜感，乳房及少腹部稍胀，纳可，寐安，大便干结如羊屎状，日一行，小便调。月经延后未至。舌稍红，苔厚微黄，脉细近数。

治法：益气养阴，疏肝养血，散瘀消癥。

处方：黄芪 30g，女贞子 15g，灵芝 30g，山药 15g，夏枯草 15g，白花蛇舌草 30g，三棱 10g，莪术 10g，重楼 15g，苦参 10g，当归 10g，炒白芍 10g，熟地黄 15g，川芎 6g，牛膝

15g，柴胡 10g，枳壳 10g，甘草 3g。水煎，日 1 剂，分两次温服。

七诊：2018 年 3 月 20 日。腹胀痛，纳可，寐欠安，难入睡，大便偏烂，日一行，小便调。末次月经为 3 月 16 日，现未净，量适中，色稍淡，伴面色淡白、头晕乏力、乳房时刺痛。舌暗红，苔白厚，脉细弦。复查 MRI 示肝右叶囊样信号影，考虑术后改变；肝右叶包膜下楔形异常信号影，考虑介入术后改变；脾脏稍大；腰 2/ 腰 3 椎间盘突出（右后型）；腰 4/ 腰 5，腰 5/ 骶 1 椎间盘膨出；腰椎退行性改变。

治法：益气养阴，疏肝解郁，散瘀消癥。

处方：黄芪 30g，女贞子 15g，灵芝 30g，山药 15g，夏枯草 15g，白花蛇舌草 30g，郁金 10g，柴胡 10g，白芍 10g，枳壳 10g，三棱 10g，莪术 10g，枸杞子 15g，龙葵 15g，重楼 15g，金蝉花 10g，何首乌 15g，甘草 3g。水煎，日 1 剂，分两次温服。

八诊：2018 年 4 月 24 日。药后平顺，现面色淡黄，稍疲乏，术口瘢痕有刺痛感，右胁及腹胀减轻，余无明显特殊不适，纳可，寐安，二便调。末次月经为 4 月 15 日，量适中，色暗，无血块。舌淡红，苔薄微黄，脉沉细。复查血红蛋白 92g/L，血生化、糖类抗原 199、癌胚抗原、甲胎蛋白未见异常。

治法：扶正清解，健脾益肾，散瘀消癥。

处方：黄芪 30g，女贞子 15g，灵芝 30g，山药 15g，夏枯草 15g，白花蛇舌草 30g，郁金 10g，三棱 10g，莪术 10g，金蝉花 10g，重楼 15g，生晒参 15g，白术 15g，茯苓 15g，枸杞子 10g，制何首乌 15g，枳壳 10g，山楂 15g，甘草 3g。水煎，日 1 剂，分两次温服。

2018 年 5 月至 2019 年 6 月，患者继续在门诊随诊，以扶正清解方合四逆散，或参苓白术散，或四君子汤，或四物汤等，随症加减，复查糖类抗原 199、癌胚抗原、甲胎蛋白、血生化等未见明显异常。

按语： 杜建教授认为，肝癌患者多肝之阴血不足，需清热存阴，养阴柔肝，故以扶正清解方加减，气血双补，扶正养阴，兼清热解毒。辅以益气健脾之品，如生晒参、白术、茯苓等；养阴柔肝之品，如当归、白芍、枸杞子等；软坚散结之品，如鳖甲、龟甲、牡蛎等；养心安神之品，如酸枣仁、柏子仁、远志、合欢皮等。

食 管 癌

病例 1

刘某，男，54 岁。初诊日期：2017 年 3 月 2 日。

主诉：食管癌术后 3 年余。

患者 3 年多前因食管中段癌行"胸腹腔镜下食管癌中段切除术"，术后病理检查示腔内型中分化鳞状细胞癌，检出贲门旁淋巴结见癌转移（1/10）。术后行 4 周期化疗，并替吉奥靶向治疗 4 周期。现吞咽尚顺畅，自觉食管处不适，纳可，大便日一行、成形，小便调，寐安，无疲乏，口不干苦，流涕，耳痒。舌偏红，苔微黄，脉细缓。

辨证：气阴两虚，热毒血瘀，脾虚气滞。

治法：益气养阴，清热解毒，活血化瘀，健脾疏肝理气。

处方：生晒参 15g，白术 10g，茯苓 15g，陈皮 6g，法半

夏 6g，木香 6g（后下），砂仁 6g（后下），三棱 10g，莪术
10g，柴胡 10g，白芍 10g，枳壳 15g，吴茱萸 3g，黄连 6g，甘
草 3g。7 剂，日 1 剂，水煎分两次服。

芪灵扶正清解颗粒 3 盒，每次 2 包，每日 2 次冲服。

二诊：2017 年 3 月 11 日。吞咽尚顺畅，嗳气，纳可，便
调，时咽痒，咳嗽，痰白，鼻塞，流白涕，无发热，寐时差，
无疲乏，口不干苦。舌偏红，苔稍厚微黄，脉细弦。

辨证：气阴两虚，热毒血瘀，脾虚气滞。

治法：益气养阴，清热解毒，活血化瘀，健脾疏肝，理气
化痰。

处方：生晒参 15g，白术 10g，茯苓 15g，陈皮 6g，法半
夏 6g，木香 6g（后下），砂仁 6g（后下），三棱 10g，莪术
10g，郁金 10g，香附 10g，柴胡 10g，白芍 10g，枳实 15g，吴
茱萸 3g，黄连 6g，浙贝母 10g，甘草 3g。14 剂，日 1 剂，水
煎，分两次温服。

芪灵扶正清解颗粒 4 盒，每次 2 包，每日 3 次冲服。

三诊：2017 年 3 月 30 日。吞咽顺畅，咽中有痰色白，清
嗓，咽不痒，流白涕，无发热，纳可，寐安，便调，疲乏，口
不干苦。舌红苔黄，脉弦缓。

辨证：气阴两虚，热毒血瘀，脾虚气滞。

治法：益气养阴，清热解毒，活血化瘀，健脾疏肝，理气
化痰。

处方：生晒参 15g，白术 10g，茯苓 15g，陈皮 6g，法半
夏 6g，木香 6g（后下），砂仁 6g（后下），三棱 10g，莪术
10g，浙贝母 10g，全蝎 6g，重楼 15g，山楂 15g，神曲 15g，

薏苡仁 15g，甘草 3g。14 剂，日 1 剂，水煎分两次服。

芪灵扶正清解颗粒 4 盒，每次 2 包，每日 3 次冲服。

四诊：2017 年 4 月 28 日。吞咽顺畅，嗳气，咽中痰少，咽不适，纳可，寐欠安，大便调，尿等待，无尿黄，无心悸，口不干苦，性功能减退。舌淡红，苔黄，脉细弦。

辨证：气阴两虚，热毒血瘀，脾肾两虚。

治法：益气养阴，清热解毒，活血化瘀，健脾补肾。

处方：生晒参 15g，麦冬 10g，五味子 6g，白术 15g，茯苓 15g，三棱 10g，莪术 10g，全蝎 6g，重楼 15g，吴茱萸 3g，黄连 6g，黄芩 10g，制何首乌 15g，枸杞子 15g，甘草 3g。14 剂，日 1 剂，水煎分两次服。

芪灵扶正清解颗粒 5 盒，每次 2 包，每日 2 次冲服。

五诊：2019 年 5 月 27 日。服药后偶有大口吞水不畅感，侧卧时偶反酸，大便正常，时寐欠佳。舌淡红，苔薄白，脉细弦。

辨证：气阴两虚，热毒血瘀，脾虚气滞。

治法：益气养阴，清热解毒，活血化瘀，健脾理气，养心安神。

处方：黄芪 30g，女贞子 15g，灵芝 30g，山药 15g，夏枯草 15g，白花蛇舌草 30g，生晒参 15g，白术 10g，茯苓 10g，陈皮 6g，法半夏 6g，鸡内金 10g，炒酸枣仁 10g，柏子仁 10g，金蝉花 15g，三棱 10g，莪术 10g，重楼 15g，甘草 3g。14 剂，代煎，每次 1 包，每日 2 次。

按语：本案患者为中年男性，3 年多前行食管癌切除术，并行化疗、靶向治疗，现自觉食管处不适、流涕，舌偏红，苔微黄。结合病史及目前的临床表现，考虑病在气分，邪在中焦，为气阴两虚，热毒血瘀，脾虚气滞。治以益气养阴，清热解毒，活血化瘀，健脾疏肝理气。以芪灵扶正清解颗粒益气养阴，清热解毒，以香砂六君子汤健脾理气，四逆散疏肝理气，加三棱、莪术活血化瘀，并用吴茱萸配黄连即左金丸，以清肝降逆，患者的食管处不适缓解。患者有淋巴结转移，遂长期于门诊治疗，以期扶正抑瘤，并根据患者情况随症加减。或加郁金、香附疏肝理气，浙贝母化痰止咳，全蝎、重楼清热解毒、抗肿瘤，炒酸枣仁、柏子仁养心安神，制何首乌、枸杞子补肾扶正。患者间断服用中药，术后5年状态良好，未见肿瘤复发或转移，预后尚可。

病例 2

周某，男，75 岁。初诊日期：2012 年 5 月 16 日。

主诉：食管中段癌术后加化疗 2 月余。

患者于 2012 年 2 月 17 日在某三甲医院行食管中段癌手术治疗，术后病理检查示鳞状细胞癌Ⅰ～Ⅱ级。术后已化疗 2 次。现症见咳嗽，睡时咳醒，痰黏稠，纳食欠佳，大便成形，日 1 次。舌红苔薄。2012 年 5 月 14 日查血常规示白细胞 $2.8 \times 10^9/L$，血红蛋白 116g/L。CT 检查示双肺炎症，肺气肿，少量左侧胸腔积液。

辨证：气阴两虚，热毒血瘀，气血两虚，痰浊阻肺。

治法：益气养阴，清热解毒，健脾养血，化痰止咳。

处方：黄芪 30g，女贞子 15g，灵芝 30g，山药 15g，夏枯草 15g，白花蛇舌草 30g，生晒参 15g，白术 15g，茯苓 15g，当归 10g，熟地黄 15g，紫苏子 10g（布包），葶苈子 10g（布包），川贝母 9g（另煎），甘草 3g。7 剂，水煎，日 1 剂，分两次服。

二诊：2012年5月23日。已行两次化疗，患者拒绝继续化疗，未用"升白"治疗。现症见夜间咳嗽，咳痰色白，不易咳，纳尚可，二便调。舌暗红，苔黄厚，脉弦缓。

辨证：气阴两虚，热毒血瘀，痰浊阻肺。

治法：益气养阴，清热解毒，化痰止咳。

处方：黄芪30g，女贞子15g，灵芝30g，山药15g，夏枯草15g，白花蛇舌草30g，生晒参15g，白术10g，茯苓15g，紫苏子10g（布包），白芥子6g（布包），炒莱菔子15g，葶苈子10g（布包），川贝母9g（另煎），甘草3g。7剂，水煎，日1剂，每次1包，分两次服。

三诊：2012年5月28日。家属代诉：现咳嗽，咳白痰，夜间尤重，纳可，二便调，寐安。2012年5月28日查血常规示白细胞3.6×10^9/L，中性粒细胞2.0×10^9/L，红细胞3.99×10^{12}/L。

辨证：气阴两虚，热毒血瘀，痰浊阻肺。

治法：益气养阴，清热解毒，化痰止咳。

处方：黄芪30g，女贞子15g，灵芝30g，山药15g，夏枯草15g，白花蛇舌草30g，浙贝母10g，沙参15g，麦冬15g，党参15g，白术10g，茯苓15g，甘草3g。7剂，水煎，日1剂，分两次服。

四诊：2012年6月13日。代诉：未予"升白"治疗。现喉中痰多、色白，纳少，寐尚安，大便不畅，2~3日一行。2012年6月11日复查血常规示白细胞3.3×10^9/L，血红蛋白129g/L，血小板188×10^9/L。

辨证：气阴两虚，热毒血瘀，痰浊阻肺。

治法：益气养阴，清热解毒，化痰止咳。

处方：黄芪 30g，女贞子 15g，灵芝 30g，山药 15g，夏枯草 15g，白花蛇舌草 30g，浙贝母 10g，鱼腥草 15g，黄芩 10g，生晒参 15g，白术 15g，茯苓 15g，甘草 3g。7 剂，水煎，日 1 剂，分两次服。

五诊：2019 年 9 月 21 日。头晕，视物旋转，听力下降，咳痰量多、色白质稀，吞咽顺畅，纳可，寐安，小便黄，大便尚调，口干不苦。唇暗紫，舌淡苔白腻，脉缓。查胃镜示术后食管 – 胃吻合状态，吻合口狭窄，炎症可能，食管糜烂炎。

辨证：气阴两虚，热毒血瘀，肾虚肝风。

治法：益气养阴，清热解毒，补肾平肝。

处方：黄芪 30g，女贞子 15g，灵芝 30g，山药 15g，夏枯草 15g，白花蛇舌草 30g，生晒参 15g，白术 10g，茯苓 15g，枸杞子 10g，菊花 10g，制何首乌 15g，陈皮 6g，法半夏 6g，木香 6g（后下），黄连 6g，甘草 3g。15 剂，水煎，日 1 剂，分两次服。

按语： 本案患者为老年男性，行食管中段癌手术及化疗后。根据病史及临床表现，考虑病邪主要位于上焦，属气阴两虚，热毒血瘀，气血两虚，痰浊阻肺。治以益气养阴，清热解毒，健脾养血，化痰止咳。方以扶正清解方合八珍汤加减。方中黄芪、灵芝、山药、生晒参、白术、茯苓、甘草益气健脾，女贞子养阴，夏枯草、白花蛇舌草清热解毒，当归、熟地黄养血补血，紫苏子、葶苈子、川贝母化痰止咳，其中葶苈子可以泻肺平喘、利水消肿，治疗胸腹积水、悬饮，配合健脾益气、培土生金的中药治疗胸腔积液。经益气养阴、健脾养血治疗后，患者在未行"升白"治疗的情况下复查血常规示白细胞有所上升。因患者需长期调养，在治疗大法不变的情况下，根据患者的症状稍作加减，或加沙参、麦冬养阴润肺，或加鱼腥草、黄芩清肺热。患者出现头晕、视物旋转、听力下降，考虑年老久病，肾虚肝风，以枸杞子、制何首乌补益肝肾，菊花清肝平肝。

病例3

林某，男，46岁。初诊日期：2015年8月26日。

主诉：食管癌术后1月余。

患者1个多月前在某三甲院诊断为食管癌，予手术治疗，术后病理检查示神经内分泌癌，免疫组化支持浸润性中低分化鳞状细胞癌，胃周淋巴结见癌转移（2/10）。2015年7月30日复查CT示纵隔及腹膜后多发小淋巴结；右肺中叶肺大疱；左侧胸腔积液，伴左下肺部分膨胀不全；右肺慢性炎症。患者及家属拒绝化疗，求治于中医药。现呕吐，反酸，半流质饮食，偶有脐周疼痛，寐安，二便正常。有窦性心动过缓、高血压心脏病、左侧胸腔积液病史。

辨证：气阴两虚，热毒气滞血瘀。

治法：益气养阴，清热解毒，活血理气。

处方：黄芪30g，女贞子15g，灵芝30g，山药15g，夏枯草15g，白花蛇舌草30g，三棱10g，莪术10g，重楼15g，全蝎6g，鹅管石30g，厚朴10g，柴胡10g，白芍10g，枳壳10g，法半夏6g，甘草3g。7剂，水煎，日1剂，分两次服。

牛黄醒消丸3盒，每次1支，每日2次口服。

二诊：2015 年 9 月 2 日。家属代诉：现呕吐，反酸，其余无明显不适。

辨证：气阴两虚，热毒气滞血瘀。

治法：益气养阴，清热解毒，活血理气。

处方：鹅管石 30g，陈皮 6g，法半夏 10g，茯苓 15g，旋覆花 10g（布包），代赭石 24g（先煎），生晒参 15g，白术 15g，黄芪 30g，女贞子 15g，灵芝 30g，山药 15g，夏枯草 15g，白花蛇舌草 30g，三棱 10g，莪术 10g，重楼 15g，全蝎 6g，甘草 3g。7 剂，水煎，日 1 剂，分两次服。

牛黄醒消丸 3 盒，每次 1 支，每日 2 次口服。

三诊：2015 年 10 月 4 日。代诉：服药腹痛，停药腹痛止，反酸，嗳气，胃脘时胀，纳可，寐时差，易呛，呕吐酸水，大便色绿，时溏稀，日一行，小便尚调，气短，口不干苦。

辨证：气阴两虚，热毒气滞血瘀。

治法：益气养阴，清热解毒，活血理气。

处方：黄芪 30g，女贞子 15g，灵芝 30g，山药 15g，生晒参 15g，白术 10g，茯苓 15g，陈皮 6g，法半夏 6g，三棱 10g，莪术 10g，重楼 15g，全蝎 6g，木香 6g（后下），砂仁 6g（后下），甘草 3g。7 剂，水煎，日 1 剂，分两次服。

停服牛黄醒消丸。

四诊：2015 年 11 月 4 日。代诉：恶心，饭后易呕吐，大便溏稀，进食后腹痛，反酸。舌淡红，苔薄白。

辨证：气阴两虚，热毒气滞血瘀。

治法：益气养阴，清热解毒，活血理气。

处方：吴茱萸 3g，黄连 6g，黄芩 10g，干姜 6g，党参

15g，法半夏10g，白术15g，茯苓15g，鹅管石30g，黄芪30g，女贞子15g，灵芝18g，山药15g，三棱10g，莪术10g，重楼10g，全蝎6g，甘草3g。7剂，水煎，日1剂，分两次服。

五诊：2015年11月18日。代诉：饭后呕吐次数较前减少，无腹痛，纳可，寐安，二便正常。

辨证：气阴两虚，热毒气滞血瘀。

治法：益气养阴，清热解毒，活血理气。

处方：鹅管石30g，法半夏10g，陈皮6g，代赭石30g（先煎），旋覆花10g（布包），生晒参15g，干姜6g，白术15g，茯苓15g，木香6g（后下），黄芪30g，女贞子15g，灵芝15g，山药15g，莲子10g，芡实15g，甘草3g。14剂，水煎，日1剂，分两次服。

牛黄醒消丸3盒，每次1支，每日2次口服。

按语： 本案患者为中年男性，食管癌术后1月余，患者及家属拒绝化疗。根据病史及临床表现，证属气阴两虚，热毒气滞血瘀，治以益气养阴，清热解毒，活血理气。处方以扶正清解方为主方，加三棱、莪术活血化瘀，重楼、全蝎清热解毒抑瘤，厚朴、柴胡、白芍、枳壳、法半夏疏肝理气，甘草和中，并配合牛黄醒消丸加强清热解毒之功。方中鹅管石选用细如管状的钟乳石，味甘性温，具有温肺、壮阳、通乳的功效，用以温通食管，可改善食管癌患者吞咽不畅的问题，是杜建教授的经验特色用药。患者呕吐、反酸，加陈皮、法半夏、茯苓、旋覆花、代赭石、生晒参、白术，为六君子汤合旋覆代赭汤之意，加强健脾化痰降逆之功，对于改善食管癌患者呕吐、反酸、吞咽困难，或痰多的症状，常有良效。

【食管癌的饮食建议】

1.食管癌与其他肿瘤不同，不是食欲差，而是吞咽困难，不能进食，造成机体的消耗，所以应尽量多吃一些易进入食管的饮食，如半流食和全流食。注重半流食和全流食的质量，不要限制热量，要做到营养丰富、饭菜细软、容易消化和吸收，必要时可做匀浆膳食。

2.不宜吃过热、过烫的食物，不吃过硬、粗糙、辛、辣、臭、腥的刺激性食物。少食腌制品或霉变食物。避免进食冷流食、久置食物。忌烟酒，不喝浓茶。

3.食管癌术后饮食，要遵医嘱饮水、饮食。可以喝少量的水，防止吻合口瘘，一般要在术后3天进食。饮食从少量温开水到流质饮食（米汤、蛋汤、鲜奶、鱼汤和各类家禽煨的汤）至半流质饮食（稀饭、面条、鸡蛋羹、豆腐），最后到普食，其中半流质饮食阶段可稍长一些，不要急于过渡到普食。若无食欲，可用山楂煲汤或者陈皮泡水代茶饮，以增加食欲。无论什么阶段，都要少食多餐、细嚼慢咽，以免发生梗噎。

4.化疗、放疗阶段饮食：患者因有恶心、呕吐、食欲不振等消化道症状，影响进食，可采用高蛋白、低脂肪的食物，不用油腻、油炸等食物，烹调宜清淡，味道要鲜美，增加一些无刺激性的调味品以增进患者的食欲。

5.无法吞咽患者的饮食：不要强行吞咽，否则可能会有刺激局部癌组织导致出血、扩散、转移和疼痛，可以选择匀浆膳食。匀浆膳食的热能和营养要求可根据病情和个人的饮食习惯自行配制多种配方。可选择米饭、粥、面条、馒头、鸡蛋、鱼、虾、鸡肉、瘦肉、猪肝、白菜、胡萝卜、油菜、白萝卜、冬瓜、土豆，以及适量的牛奶、豆浆、豆腐、豆干等。将去皮、骨或刺的食物洗净切块，称量后一起煮烂，加水至需要量，再加食盐、植物油，捣碎成均匀的无颗粒糊状即可。

胃　癌

病例1

沙某，男，69岁。初诊日期：2015年10月19日。

主诉：发现胃部恶性肿瘤1个月。

患者1个月前体检行MRI检查时发现肝及双肾多发囊肿；胃底部团块状异常信号，考虑恶性肿瘤可能，建议胃镜检查；腹腔多发肿大淋巴结。进一步胃镜检查提示胃角腺癌，慢性胃炎；病理检查示（胃角）腺癌，（胃窦）黏膜慢性活动性炎症伴肠化。拟行手术治疗。现症见胃脘无不适，纳可，寐安，时有嗳气，口臭，二便尚可，口不干苦，唇暗。舌淡红，苔厚黄，脉弦。

辨证：气阴两虚，脾虚湿热。

治法：益气养阴，清热解毒，健脾祛湿。

处方：生晒参15g，白术10g，茯苓15g，黄芪30g，女贞子15g，灵芝30g，山药15g，夏枯草15g，白花蛇舌草30g，芡实15g，薏苡仁18g，甘草3g。7剂，日1剂，水煎，分两次服。

二诊：2015年11月9日。患者于2015年10月26日行手术治疗，术后病理检查示胃角表浅隆起型低分化腺癌，局灶性印戒细胞癌，侵及黏膜肌层，淋巴结转移。现症见稍疲乏，半流质饮食，寐安，二便正常，口臭。舌淡红，苔稍白厚，脉细。

辨证：气阴两虚，脾虚血瘀。

治法：益气养阴，清热解毒，健脾活血。

处方：黄芪30g，女贞子15g，灵芝30g，山药15g，生晒参15g，白术15g，茯苓15g，夏枯草15g，白花蛇舌草30g，三棱10g，莪术10g，陈皮6g，法半夏6g，甘草3g。7剂，日1剂，水煎，分两次温服。

三诊：2015年11月23日。第1次化疗中，现口服替吉奥。疲乏，纳差，不欲食，欲呕吐，寐安，二便尚可，稍畏寒，口不干苦，唇暗。舌淡红暗、有齿印，苔微黄，脉细近数。

辨证：气阴两虚，脾虚气滞。

治法：益气养阴，清热解毒，健脾理气。

处方：吴茱萸3g，黄连6g，柴胡10g，白芍10g，枳实10g，山楂15g，鸡内金10g，生晒参15g，白术10g，茯苓10g，陈皮6g，法半夏10g，黄芪18g，女贞子15g，山药15g，灵芝15g，甘草3g。3剂，日1剂，水煎，分两次温服。

四诊：2015年12月3日。服上方后腹泻，日2～3次、质稀，泛呕，疲乏，畏寒，纳食转佳，寐安，口稍干，时口臭，小便调。舌淡红，苔腻微黄，脉细弦稍滑。

辨证：气阴两虚，脾虚湿热。

治法：益气养阴，清热解毒，健脾祛湿。

处方：生晒参15g，茯苓15g，白术15g，扁豆15g，陈皮6g，山药15g，薏苡仁15g，莲子10g，砂仁6g（后下），黄芪30g，女贞子15g，木香6g（后下），神曲15g，山楂15g，甘草3g，灵芝18g。7剂，日1剂，水煎，分两次温服。

五诊：2016年9月19日。患者一直随症加减服用上方。现脘腹胀，嗳气，纳可，大便成形，日1次，矢气，寐安，口不干苦。舌淡红、有裂纹，苔少，脉沉缓。9月8日查血常规、血生化、肿瘤标志物未见异常。彩超检查示肝多发囊肿，双肾多发囊肿，前列腺增生伴钙化，腹主动脉粥样硬化。胃镜检查示全胃切除术后，梨状窝息肉。

辨证：气阴两虚，脾虚血瘀。

治法：益气养阴，清热解毒，健脾活血。

处方：黄芪30g，女贞子15g，灵芝30g，山药15g，夏枯草15g，白花蛇舌草30g，生晒参15g，白术15g，茯苓15g，山楂15g，鸡内金10g，三棱10g，莪术10g，甘草3g。14剂，日1剂，水煎，分两次温服。

按语：本案患者为老年男性，因胃角腺癌拟行手术治疗，期望术前调理体质。现症见时有嗳气、口臭、唇暗，舌淡红，苔厚黄、脉弦，考虑病机为中焦湿热互结，升清降浊受阻，证属气阴两虚，脾虚湿热。术前需提高患者正气，以免手术时耗气伤阴过多，故治以益气养阴，清热解毒，健脾祛湿。方以扶正清解方合四君子汤加减。方中黄芪、生晒参、灵芝、山药、甘草益气健脾，女贞子养阴，夏枯草、白花蛇舌草清热解毒，白术、茯苓、芡实、薏苡仁健脾祛湿。复诊时患者已行手术治疗，术后半流质饮食，稍感疲乏，口臭，舌淡红，苔稍白厚，脉细。考虑患者术后耗气伤阴，且容易导致血行不畅而致瘀，故治以益气养阴，清热解毒，健脾活血。在扶正清解方合六君子汤的基础上加三棱、莪术活血化瘀。术后以该法随症加减治疗，伴气滞加四逆散疏肝理气；伴舌苔腻、脾虚夹湿加薏苡仁、莲子健脾祛湿，木香、砂仁行气燥湿；伴食积加山楂、鸡内金消食和胃。患者术后1年行胃镜复查未见异常，坚持于门诊中药治疗。

病例2

钟某，男，75岁。初诊日期：2016年12月17日。

主诉：胃窦腺癌术后5个月，肝转移1个月。

患者2016年5月于某三甲医院确诊为胃窦腺癌，行4周期化疗后，于2016年7月24日行"腹腔粘连松解术＋根治性远端胃大部分切除术＋胃空肠毕Ⅱ式吻合＋空肠造口术"。术后病理检查示胃体小弯侧溃疡型腺癌Ⅱ级，癌侵及全层，局灶脉管内见癌栓，癌侵犯神经，淋巴结见癌转移。2016年11月查上腹部CT示肝内多发转移瘤。现症见面目及小便黄，上腹部闷痛，右腋下压迫感，疲乏，半流质饮食，时有吞咽困难，食欲差，寐安，大便日1次、质干硬，小便多。舌淡红，苔白，脉弦。2016年12月13日行血生化检查示谷丙转氨酶165U/L，谷草转氨酶128U/L，谷氨酰转移酶330U/L；癌胚抗原780ng/mL，糖类抗原199 202.4U/mL。

辨证：肝胆湿热，肝肾不足，兼有血瘀。

治法：疏利肝胆，清热利湿，活血化瘀。

处方：茵陈10g，薏苡仁15g，白英30g，白茅根30g，黄柏15g，知母10g，三棱10g，莪术10g，重楼15g，山茱萸15g，茯苓15g，泽泻10g，山药15g，牡丹皮6g，生地黄15g，甘草3g。14剂，日1剂，水煎，分两次温服。

二诊：2016年12月26日。代诉：面目黄，小便如深茶色，上腹痛，服"止痛药"，疲乏，纳差，食欲明显下降，寐欠安，易痛醒。

辨证：肝胆湿热，肝肾不足，气阴两虚，兼有血瘀。

治法：疏利肝胆，清热利湿，益气养阴，活血化瘀。

处方：三棱 15g，莪术 15g，白英 30g，白茅根 15g，茵陈 15g，山茱萸 15g，茯苓 15g，泽泻 15g，山药 15g，全蝎 6g，重楼 15g，鬼针草 15g，田基黄 15g，黄芪 30g，女贞子 15g，白花蛇舌草 30g，夏枯草 15g，甘草 3g。5 剂，日 1 剂，水煎，分两次温服。

三诊：2016 年 12 月 31 日。代诉：患者住院治疗中，CT 检查示胰头转移，行胆汁引流，引流液色红。小便深黄，面黄，目黄，右上腹痛，纳差，寐欠安，大便干，3 日一行，疲乏，口不干苦。查血生化示总蛋白 58.7g/L，白蛋白 33.8g/L，总胆红素 302.1μmol/L，直接胆红素 219.5μmol/L，间接胆红素 82.6μmol/L，谷丙转氨酶 125U/L，谷草转氨酶 98U/L，谷氨酰转移酶 343U/L，肌酸激酶同工酶 262.1U/L。

辨证：肝胆湿热，气阴两虚，气滞血瘀。

治法：疏利肝胆，清热利湿，益气养阴，理气活血。

处方：三棱 10g，莪术 10g，白英 30g，薏苡仁 15g，白茅根 30g，茵陈 15g，党参 15g，白术 15g，茯苓 15g，延胡索 10g，台乌药 10g，黄芪 30g，女贞子 15g，灵芝 30g，山药 15g，夏枯草 15g，白花蛇舌草 30g，甘草 3g。4 剂，日 1 剂，水煎，分两次温服。

三诊：2017 年 1 月 9 日。代诉：胆汁引流中，引流液如深茶色。疼痛时服"止痛药"后可减轻，神倦，纳呆，面黄，寐早醒，二便自调。舌淡红，苔黄腻。

辨证：肝胆湿热，脾虚气滞。

治法：疏利肝胆，清热利湿，健脾理气。

处方：白英 30g，茵陈 15g，山楂 15g，鸡内金 10g，白花蛇舌草 18g，鬼针草 15g，夏枯草 15g，党参 15g，白术 15g，茯苓 15g，陈皮 6g，法半夏 6g，甘草 3g，白通草 6g。3 剂，日 1 剂，水煎，分两次温服。

四诊：2017 年 1 月 16 日。代诉：胆汁引流中，量减，每日 60～80mL，引流液色褐。小便黄，目黄，身黄，服"止痛药"后痛减，纳差，寐安，大便稍干，2 日一行，疲乏，口不干苦，无发热。舌淡红，苔黄，脉细弦。

辨证：肝胆湿热，脾虚气滞，气阴两虚。

治法：疏利肝胆，清热利湿，益气养阴。

处方：白英 30g，茵陈 15g，山楂 15g，鸡内金 10g，鬼针草 15g，金钱草 15g，党参 15g，白术 15g，茯苓 15g，谷芽 15g，麦芽 15g，炒莱菔子 10g，黄芪 30g，女贞子 15g，甘草 3g。4 剂，日 1 剂，水煎，分两次温服。

按语： 本案患者为老年男性，就诊时胃窦腺癌经综合治疗后发现已肝转移。从微观角度看，患者中焦胃腑病证已转入下焦肝脏；从临床症状看，患者症见面目及小便黄、上腹部闷痛、右腋下压迫感、疲乏、半流质饮食、时有吞咽困难、食欲差、大便质干硬、小便多，以中焦脾胃、下焦肝肾症状为主。辅助检查提示肝功能异常，肿瘤标志物癌胚抗原、糖类抗原 199 均升高，已属肿瘤晚期。结合患者病史和临床表现，证属肝胆湿热，肝肾不足，兼有血瘀。治以疏利肝胆，清热利湿，活血化瘀。方以知柏地黄丸合清热利湿解毒中药加减。方中山茱萸、茯苓、泽泻、山药、牡丹皮、生地黄补益肝肾，黄柏、茵陈、薏苡仁、白英、白茅根疏利肝胆，清热利湿，知母、重楼清热解毒，三棱、莪术活血化瘀。患者病情严重，加鬼针草、田基黄、全蝎、白花蛇舌草、夏枯草加强疏利肝胆、清热利湿解毒之功效，并加黄芪益气、女贞子养阴，即扶正清解方扶正祛邪之意。治疗期间，患者查 CT 发现胰头转移，血生化检查示胆红素升高，临床出现上腹部疼痛表现，故加延胡索、台乌药行气止痛。患者病重日久，神倦，纳呆，予加四君子汤健脾益气扶正，并加山楂、鸡内金、谷芽、麦芽、炒莱菔子消食和胃，以期增加患者食欲，帮助消化吸收。

病例 3

江某，男，61 岁。初诊日期：2016 年 5 月 11 日。

主诉：胃恶性肿瘤术后 2 个月。

患者 2 个月前行"腹腔镜下根治性胃远端切除术"，术后病理检查示胃窦小弯侧神经内分泌癌伴坏死，侵及胃壁全层达浆膜下纤维结缔组织，淋巴结未见转移。诊断为胃恶性肿瘤（考虑神经内分泌癌），患者拒绝放疗、化疗等。现症见反酸，纳可，寐差，入睡难，便调，口不干苦。舌淡红，苔少，脉细弦。

辨证：气阴两虚，热毒血瘀，脾虚气滞。

治法：益气养阴，清热解毒，活血化瘀，健脾行气。

处方：黄芪 30g，女贞子 15g，灵芝 30g，山药 15g，夏枯草 15g，白花蛇舌草 30g，三棱 10g，莪术 10g，陈皮 6g，法半夏 6g，生晒参 15g，白术 15g，茯苓 10g，木香 6g（后下），砂仁 6g（后下），甘草 3g，石斛 15g。7 剂，日 1 剂，水煎，分两次温服。

二诊：2016年5月18日。服药后夜寐好转，牙痛，自觉"药偏热"，无反酸，纳可，二便调。舌红少苔，脉弦缓。

辨证：气阴两虚，热毒血瘀，脾虚气滞。

治法：益气养阴，清热解毒，活血化瘀，健脾行气。

处方：黄芪30g，女贞子15g，灵芝30g，山药15g，夏枯草15g，白花蛇舌草30g，三棱10g，莪术10g，生晒参15g，白术15g，茯苓15g，石斛15g，麦冬10g，甘草3g，重楼15g。14剂，日1剂，水煎，分两次温服。

三诊：2016年6月1日。药后平顺，大便溏，日一行，小便尚调，纳可，寐欠安，易醒，口不干苦。舌红无苔，脉弦。

辨证：气阴两虚，热毒血瘀，脾虚气滞。

治法：益气养阴，清热解毒，活血化瘀，健脾行气。

处方：黄芪30g，女贞子15g，灵芝30g，山药15g，夏枯草15g，白花蛇舌草30g，三棱10g，莪术10g，生晒参15g，白术15g，茯苓15g，重楼15g，石斛15g，麦冬10g，白芍10g，甘草3g。14剂，日1剂，水煎，分两次温服。

四诊：2016年6月15日。胃脘胀，纳差，疲乏，寐一般，大便干，日一行，小便黄，口不干苦，下肢酸。舌淡红，苔少，脉细弦。查癌胚抗原46.29μg/L。CT检查示胃癌行远端胃大部分切除术后，肝S2段占位，考虑转移；肝Ⅴ段小囊肿，右肝内胆管小结石；右肾小结石。

辨证：气阴两虚，热毒血瘀，脾虚气滞。

治法：益气养阴，清热解毒，活血化瘀，健脾疏肝理气。

处方：黄芪30g，女贞子15g，灵芝30g，山药15g，夏枯草15g，白花蛇舌草30g，三棱10g，莪术10g，生晒参15g，白术 15g，茯苓 15g，枳实 10g，厚朴 10g，大腹皮 15g，柴胡 10g，白芍 10g，甘草 3g。7 剂，日 1 剂，水煎，分两次温服。

按语：本案患者为老年男性，胃恶性肿瘤术后 2 个月。患者拒绝放疗、化疗。根据病史和临床表现，证属气阴两虚，热毒血瘀，脾虚气滞。治以益气养阴，清热解毒，活血化瘀，健脾行气。方以扶正清解方合香砂六君子汤加三棱、莪术、石斛治疗。服药后反酸、夜寐好转，但出现牙痛，结合患者舌红少苔，考虑阴虚火毒，故加用麦冬、重楼滋阴清热解毒。再次复诊时查 CT 发现肝 S2 段占位，考虑转移，查癌胚抗原升高，结合患者胃脘胀、纳差、疲乏、大便干、小便黄、下肢酸、舌淡红、苔少、脉细弦的症状，治疗在扶正清解方合四君子汤的基础上加用四逆散、厚朴、大腹皮疏肝理气，下气通便消胀。患者术后很快出现肝转移，说明病邪已从中焦转入下焦，病情进一步发展，预后差。

【胃癌的饮食建议】

胃癌症状出现比较晚，肿瘤生长很快，发现时常会因为晚期而无法治疗。没有食欲、无力及体重减少常先于其他症状出现。胃癌患者的饮食方案是由肿瘤的位置、功能紊乱的性质和疾病阶段决定的。饮食的合理搭配对于胃癌患者的康复十分有效，尤其对于胃癌进展期不能做手术的患者，应当根据患者的耐受能力、喜好和舒适度选择适当的饮食。厌食基本上从患病早期出现，并会一直存在，在疾病的晚期阶段，患者可能只能接受流质饮食。

1. 食物多样化、搭配合理化：根据中国居民平衡膳食宝塔展示的五大类食物的比例进行搭配。

2. 摄入充足的蛋白质：补充蛋白质 1.2～1.5g/（kg·d），充足的蛋白质可以改变胃内酸碱度，减少亚硝酸盐的合成，增加人体的免疫功能，有助于损伤胃黏膜的修复。蛋白质也有助于修复身体组织，促进白细胞再生，因此应多摄入富含优质蛋白的食物，如鱼肉、蛋、奶、豆制品。

3. 摄入充足的产热食物，以减少体内蛋白质消耗，每日应摄入谷类食物 400g 以上，一般每人每日热能供给为 2100～2600kcal。

4. 摄入丰富的维生素：如维生素 A 能抑制胃癌细胞的生长，维生素 C 能使亚硝酸盐分解，从而抑制亚硝胺的合成等。多种维生素有助于身体恢复，也能减轻化疗反应，改善肠胃功能。

5. 少量多餐，吃清淡易消化的食物。由于胃癌患者消化功能减弱，增加进餐次数可以达到减轻消化道负担，同时增加食物摄入量的目的。饮食要软、烂、细，以利消化吸收。

6. 饮食宜少食，晚饭宜少，七八分饱即可。少食用黏、硬、难消化的食物，荤、腥、油腻的食物，以及腌制、香燥、煎炒的食物。少饮酒。

7. 术后患者宜从流食到半流质饮食，最后过度为软食。其间以低碳水化合物、高蛋白饮食为主，保证营养均衡，限制过多汤水。

8. 化疗期间给予高蛋白（增加 50%）、高热量（增加 20%）、高维生素（增加 50%）的食物，有效促进机体的恢复。注意进食要循序渐进，由清淡少量逐渐丰富食谱，增加餐数。

胰　腺　癌

病例1

黄某，女，83岁。初诊日期：2015年11月4日。

主诉：发现胰腺占位2周。

患者于2015年10月20日在福建省某医院做CT检查时发现胰腺占位，胰腺癌可能；脂肪肝。患者及家属拒绝手术治疗及化疗。现症见左腹及左腰部痛，疲劳，胃脘不适，纳差，口干，口淡，不寐，大便欠畅，1～2日一行。舌红，苔薄白，脉细缓偏沉。目前口服埃索美拉唑镁肠溶片、复方消化酶胶囊、盐酸曲马多缓释片、小金丸。慢性萎缩性胃炎1年。

辨证：脾虚气滞，瘀阻脉络。

治法：健脾理气，化瘀通便。

处方：三棱15g，莪术15g，大黄4g，火麻仁15g，决明子15g，柴胡10g，白芍10g，枳实15g，重楼15g，全蝎6g，延胡索10g，乌药10g，郁金15g，党参15g，白术15g，茯苓15g，甘草3g。7剂，日1剂，水煎，分两次温服。

二诊：2015年11月12日。服药后大便通畅，左腹及腰部痛仍在，食不知味，见食物欲呕，口干，偶有胸痛，汗多，寐安。舌红，苔少，脉沉缓。

辨证：脾虚气滞，瘀阻脉络。

治法：健脾理气，活血通络。

处方：三棱15g，莪术15g，柴胡10g，白芍10g，枳壳15g，重楼15g，全蝎6g，延胡索15g，乌药15g，山楂15g，党参 15g、白术 15g、茯苓 15g、甘草 3g。7 剂，日 1 剂，水煎，分两次温服。

三诊：2016 年 5 月 12 日。患者一直辨证加减服用上方。于今日凌晨起夜后出现胸部闷痛，持续约 10 分钟后方入寐。夜间下肢拘挛，平素需服"安眠药"方能入寐，腰酸痛，平躺后腰痛缓解，汗多，时觉口干，疲乏，大便欠畅，服杜密克后日一行，足底麻。舌质红，舌苔前少、苔根白厚，脉沉缓左弦。查血压 140/92mmHg。

辨证：气阴两虚，肝风内动，肠燥津伤。

治法：益气养阴，平肝息风，润肠通便。

处方：生晒参 15g、麦冬 10g、五味子 6g、龙骨 30g（先煎）、牡蛎 30g（先煎）、钩藤 15g、白芍 10g、炒酸枣仁 15g、柏子仁 15g、杜仲 15g、牛膝 15g、何首乌 15g、黄芪 30g、女贞子 15g、灵芝 30g、山药 15g、决明子 15g、火麻仁 15g、枳实 15g。7 剂，日 1 剂，水煎，分两次温服。

缬沙坦 80mg，每日 1 次口服。另外，建议患者住院治疗。

四诊：2016 年 7 月 21 日。患者诉左侧卧位时头晕，可自行缓解，胃脘胀，时欲呕，纳差，口时干，左腹痛，呈抽掣感，疲乏，夜难入寐，夜尿 3～4 次，大便先干后软，腰背酸痛，足底麻。舌质红暗，苔薄白，脉细弦。查血压 120/70mmHg。

辨证：气阴两伤，热毒内蕴，气滞湿阻。

治法：益气养阴，清热解毒，理气化湿。

处方：黄芪 30g、女贞子 15g、灵芝 30g、山药 15g、夏枯草 15g、白花蛇舌草 30g、生晒参 15g、白术 15g、茯苓 15g、延胡索 10g，乌药 15g，柴胡 10g，白芍 10g，枳实 15g，郁金 15g，甘草 3g，木贼 10g，土茯苓 15g。14 剂，日 1 剂，水煎，分两次温服。

缬沙坦 80mg，每日 1 次口服。

按语： 本案患者有胃炎病史，长期间断服药，故左侧腹痛易被认为胃病而出现漏诊。临床上，早期胰腺癌的诊断常容易漏诊、误诊，这就要求临床医生能够在发现腹痛、纳差、疲乏等症状时行相关辅助检查，以便尽早诊断和治疗。但也有一些患者在该病的早期没有临床症状和体征，甚至辅助检查也未出现阳性体征，给早期诊断带来一定的困难，希望在未来医学发展中可以解决这类问题。在发现该病后，由于患者发病年龄较大，患者及家属拒绝行手术治疗和化疗，西医考虑给予"止痛""改善食欲"等对症治疗。患者在治疗过程中还并发心绞痛，应告知患者危险性，提高警惕，并中西医结合进行治疗。根据患者的病史及临床表现，中医辨证考虑本病因长期气滞中焦而运化失常，久则影响气血运行而致瘀血内阻，引发积聚。在治疗上除予以四逆散、四君子汤调和肝脾、理气健脾外，还常用延胡索、乌药、郁金、重楼等止痛药，以帮助缓解患者的腹痛症状。中焦瘀血日久，肠燥津亏，导致大便难解，给予三棱、莪术、全蝎等以活血化瘀，大黄、火麻仁、决明子等润肠通便。在疾病发展过程中，患者往往出现正气亏虚，阴液不足，故在治疗时往往需辅以杜建教授经验方扶正清解方，以扶正气、养阴精。该患者坚持中西医结合治疗近 3 年，于 2017 年 8 月去世。

病例 2

刘某，男，86 岁。初诊日期：2016 年 2 月 22 日。

主诉：胰头恶性肿瘤术后 40 天。

患者 40 天前因 CT 检查示胰头占位并双管征，考虑胰腺癌可能性大，行"胆肠吻合术 + 胆囊切除术"，术中诊断为胰头癌。术后未行放疗、化疗。现症见腹闷痛，饭后欲便，大便软，1～3 日一行，纳呆，食后腹胀，甚或食后欲呕，口苦，疲乏，背痒、麻，背部皮肤有细小丘疹，腰酸痛，畏寒，时发头晕，寐差，需服"安眠药"助眠，唇紫暗。舌淡红暗、两边偏紫，苔厚腻黄，脉弦。查血压 170/80mmHg。有高血压病、慢性萎缩性胃炎伴糜烂病史。

辨证：气阴两伤，热毒炽盛，脾虚气滞。

治法：益气养阴，清热解毒，健脾理气。

处方：黄芪 30g，女贞子 15g，灵芝 30g，山药 15g，夏枯草 15g，白花蛇舌草 30g，三棱 10g，莪术 10g，重楼 15g，全蝎 6g，党参 15g，白术 15g，茯苓 15g，山楂 15g，鸡内金 10g，麦芽 15g，谷芽 15g，延胡索 15g，乌药 15g，甘草 3g。7 剂，日 1 剂，水煎，分两次温服。

二诊：2016 年 2 月 29 日。患者诉纳差，恶心，平日进食后易腹胀、欲便，昨天下午食用面条半小时后，出现持续性腹痛，疼痛剧烈，持续约 18 个小时，口干不喜饮，口苦，近 1 周大便呈糊状，日行一二次，寐差，平素服"安眠药"后可睡 4～5 小时，疲乏，头晕。舌淡红暗、两边偏紫，苔黄厚，脉沉弦。平素血压控制在 140～150/65～75mmHg。

辨证：气阴两伤，热毒炽盛，脾虚气滞。

治法：益气养阴，清热解毒，健脾理气。

处方：柴胡 10g，白芍 10g，枳实 15g，延胡索 15g，乌药 15g，鸡内金 10g，厚朴 15g，山楂 15g，三棱 15g，莪术 15g，郁金 10g，香附 10g，木香 6g（后下），甘草 3g。7 剂，日 1 剂，水煎，分两次温服。

三诊：2016 年 4 月 11 日。患者诉服上方后腹痛稍减，其间因腹痛、大便里急后重而住院治疗，症状改善后出院。现腹痛，连及腰背，纳差，口干，疲乏，大便 3～4 日一行、质软，小便无力排出，寐差。舌质暗红，苔焦黄，脉细弦。

辨证：阴虚气滞，痰瘀互结。

治法：滋养阴精，疏肝理气，化痰破瘀。

处方：玄参 15g，麦冬 10g，生地黄 15g，石斛 15g，山楂 15g，鸡内金 15g，法半夏 6g，柴胡 10g，白芍 10g，枳实 15g，陈皮 6g，麦芽 15g，谷芽 15g，炒莱菔子 15g，三棱 15g，莪术 15g，甘草 3g。7 剂，日 1 剂，水煎，分两次温服。

四诊：2016 年 4 月 30 日。下肢浮肿，咽部不适，痰多黏稠，痰色黄绿，时口干，纳稍差，疲乏，大便偏干，2～3 日一行，寐差。舌质暗红，苔厚、焦黑。

辨证：气阴两伤，水饮内停。

治法：益气养阴，化气利水。

处方：黄芪 30g，女贞子 15g，灵芝 30g，山药 15g，夏枯草 15g，白花蛇舌草 30g，牛膝 15g，桂枝 6g，猪苓 15g，泽泻 15g，茯苓 15g，白术 10g，车前草 15g，柴胡 10g，枳实 15g，甘草 3g。5 剂，日 1 剂，水煎，分两次温服。

五诊：2016 年 5 月 5 日。脐腹痛，腹胀，矢气频，纳差，嗳气，口稍苦，咽痛，有灼热感，咽中痰梗，黄白相兼，寐差，大便溏稀，日一二行，便意频频，下肢肿痛，畏寒，唇暗。舌淡红暗紫、有黑斑，舌苔白厚，脉弦。查血常规：红细胞 2.55×10^{12}/L，血红蛋白 83g/L；血生化：总蛋白 59.7g/L，白蛋白 30.6g/L，血钾 3.18mmol/L；糖类抗原 199 1741.2U/mL，癌胚抗原 49.41μg/L。

辨证：气阴两伤，脾虚气滞，痰瘀互结。

治法：益气养阴，健脾理气，化痰破瘀。

处方：黄芪30g，女贞子15g，灵芝30g，山药15g，夏枯草15g，白花蛇舌草30g，党参15g，白术15g，茯苓15g，陈皮6g，法半夏6g，延胡索15g，乌药15g，枳实10g，柴胡10g，白芍10g，三棱10g，莪术10g。7剂，日1剂，水煎，分两次温服。

按语： 本案患者为老年男性，临床予胰头恶性肿瘤手术缓解急症后，家属考虑患者年龄较大，未行放疗、化疗。术后患者仍有腹闷痛、纳差、疲乏等症状，除用扶正清解方扶正祛邪外，尚需调整中焦脾胃运化功能，运用四君子汤、焦三仙补气健脾、消食和胃，佐以三棱、莪术、延胡索、全蝎、乌药理气活血。二诊时患者食后出现腹痛剧烈，考虑饮食后气滞胃脘所致，予四逆散增强理气和胃消食之功。三诊时患者仍有腹痛，而舌苔见焦黄之象，为气滞胃脘日久，中焦津液输布失常，痰浊内生，阴精耗伤。治疗上除继续理气消食和胃外，加陈皮、法半夏、炒莱菔子化痰，玄参、麦冬、生地黄、石斛滋养阴精。其后患者住院治疗，中断服中药。再次复诊时见下肢浮肿，舌苔厚、焦黑，为水蓄不化，郁遏阳气，泛溢肌肤，方用五苓散加车前草温化阳气，利水消肿。其中用牛膝一味补肾利水，引血下行，为引积蓄中焦之恶血下行，使邪有出路。1 周后复诊时，患者以中焦脾胃症状为主，故方药调整为理气健脾和胃、扶助正气为主。

本案患者年龄较大，经手术治疗后正气亏损，又因该病病势急，病程整体为加重状态，故中医治疗方向为扶助正气，辨证施治，为改善患者症状、减轻患者痛苦而努力。

病例 3

侯某，男，53 岁。初诊日期：2014 年 6 月 18 日。

主诉：胰头腺癌化疗后 2 个月。

患者 2 个月前于福建省某医院确诊为胰腺癌（Ⅳ 期），未行手术治疗，已行 4 次化疗，目前准备行第 5 次化疗。现症见右侧腹部疼痛，服"止痛药"则症状稍减，疲乏，纳差，口淡无味，二便尚调，寐尚安。舌淡红，苔薄，脉细弦。有糖尿病、高血压病病史。

辨证：气阴两伤，热毒炽盛，气滞血瘀。

治法：益气养阴，清热解毒，理气活血。

处方：黄芪 30g，女贞子 15g，灵芝 30g，山药 15g，夏枯草 15g，白花蛇舌草 30g，生晒参 15g，白术 15g，茯苓 15g，柴胡 10g，白芍 10g，枳实 15g，延胡索 10g，乌药 10g，三棱 10g，莪术 10g，甘草 3g。7 剂，日 1 剂，水煎，分两次温服。

二诊：2014 年 7 月 17 日。第 6 次化疗后。现疲乏，大便质软偏稀，日行 1 次，小便多，纳可，寐安。舌淡红，苔薄，脉沉缓。查血常规：白细胞 1.53×10^9/L，红细胞 3.04×10^{12}/L，血红蛋白 91g/L，血小板 25×10^9/L。

辨证：气阴两伤，脾虚湿阻。

治法：益气养阴，健脾化湿。

处方：生晒参 15g，白术 15g，茯苓 15g，陈皮 6g，法半夏 6g，木香 6g（后下），砂仁 6g（后下），芡实 15g，莲子 10g，白扁豆 15g，神曲 15g，甘草 3g。14 剂，日 1 剂，水煎，分两次温服。

芪灵扶正清解颗粒，每次 2 包，每日 2 次口服。

三诊：2014 年 9 月 6 日。第 9 次化疗后。现发热，体温最高达 38.2℃，畏寒，疲乏无力，全身瘙痒，纳差，寐尚安，二便自调。舌淡红，苔微黄腻，脉细近数。

辨证：气虚外感，湿热内阻。

治法：益气解表，化湿解毒。

处方：黄芪 18g，白术 15g，防风 6g，葛根 15g，柴胡 10g，荆芥 10g，金银花 15g，连翘 15g，芋环干 30g，土茯苓 30g，紫苏叶 10g，甘草 3g。4 剂，日 1 剂，水煎，分两次温服。

四诊：2014 年 9 月 18 日。第 10 次化疗后。9 月 13 日患者出现发热，自服 9 月 6 日处方后体温下降。昨夜体温 37.3℃，疲乏，牙龈肿，纳可，寐安，二便自调，嘴唇破裂。舌淡红，苔薄，脉缓。查血常规：白细胞 1.86×10^9/L，红细胞 3.30×10^{12}/L，血红蛋白 102g/L，血小板 39×10^9/L。

辨证：气阴两伤，热毒炽盛。

治法：益气养阴，清热解毒。

处方：生晒参 15g，紫苏叶 10g，陈皮 6g，枳壳 10g，白术 15g，茯苓 15g，法半夏 6g，板蓝根 10g，连翘 10g，升麻 6g，柴胡 6g，当归 10g，熟地黄 15g，甘草 3g。7 剂，日 1 剂，水煎，分两次温服。

芪灵扶正清解颗粒，每次 2 包，每日 2 次。

按语：本案患者确诊为胰头腺癌后，未行手术治疗，评估后给予化疗。因此，本案患者除了胰腺癌疾病本身引起的症状外，还有因化疗药物引起的机体免疫功能下降，以及药物引起的相关不良反应，在临床辨证中应适当考虑相关方面。例如：患者在化疗后出现的发热、皮肤瘙痒、牙龈肿、嘴唇破裂等症状，从温病卫气营血辨证角度看，是出现了卫分病证，病因病机应为化疗药物引发的热毒炽盛，而疾病本身导致机体的气阴亏虚，属本虚标实之证。在治疗上除了运用板蓝根、连翘、升麻、金银花等药物清卫分之热外，还应照顾本虚这个基本病机，除了用芪灵扶正清解颗粒外，化疗后引起的发热还可用玉屏风散以顾护卫外不固的表虚之证。除此之外，化疗药物易引起皮肤瘙痒、红疹、破溃等症状，临床上杜建教授习用芋环干合土茯苓这一药对，以解皮肤之毒，疗效甚佳。

【胰腺癌的饮食建议】

当胰腺癌出现明显症状时，病程多已进入晚期，生存率低。在保守治疗、手术治疗、化疗期间，症状多表现为腹痛、食欲不振、营养不良等，因此，饮食上宜以益气养阴、健脾理气、清热解毒为主，可选择如黄芪、党参、莲子、百合、薏苡仁、砂仁、陈皮、山楂等药食同源的食材煲汤、熬粥。

1.高蛋白、高热量、高维生素、低脂、低胆固醇、低盐饮食。胰腺癌患者因为消耗大，要比正常人多增加 20% 的蛋白质和热量。建议每日蛋白质摄入量（g）：千克体重 ×（1～1.8）。根据患者自身情况选择倍数，能量消耗低，则取低值，能量消耗快，则取高值。患者应尤其重视自身的体重，防止体重骤降。如果出现营养不良，应更多地补充优质蛋白。最好的蛋白质来源有鱼肉（80～120g）、蛋（至少1个）、奶（250mL）、豆制品等。适当增加米、面等热量食物，新鲜的蔬菜、水果应摄入340～450g。但是不可一味地增加营养和热量，如此则容易导致血糖不稳定，易发糖尿病。

2. 在血糖正常或者控制稳定时，可以不用刻意控制淀粉类食物的摄入，如果血糖波动异常明显，建议及时就诊，适当控制过多的淀粉摄入。

3. 饮食宜易消化。胰腺是消化器官和内分泌器官，不但调控营养物质的分解代谢，还调控体内血糖的变化。所以，当胰腺受损，这两个方面极易受到影响。在充足的营养情况下，胰腺癌患者的饮食应以易消化为主，若手术治疗后，可采取流质到匀浆饮食，到半流质，最终是软食，必要时可以适当增加肠内营养剂，防止营养不良造成的体重降低。

4. 忌食辛、辣、生冷、烟熏、烧烤、腌制品等刺激性食物，忌食高油脂食物，忌酒。因这些食物容易引起食管痉挛，引发腹痛加重。

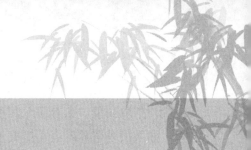

肾系病证

水　肿

唐某，女，67岁。初诊日期：2020年4月20日。

主诉：双下肢浮肿半年余。

患者半年多前出现双下肢浮肿，按之凹陷，查彩超示下肢动脉血栓形成，粥样硬化。现下肢冷，膝关节僵硬，右膝酸痛，畏寒，纳可，小便尚可，大便尚调，寐安，疲乏困倦，口不干苦，胁无不适。舌淡红，苔厚腻、微黄，脉细弦。

辨证：下焦肝肾不足，血瘀水停。

治法：补益肝肾，利水活血。

处方：地龙20g，杜仲15g，牛膝15g，赤芍10g，川芎6g，丹参10g，丝瓜络10g，桂枝6g，茯苓15g，泽泻15g，山药15g，牡丹皮6g，大腹皮15g，续断15g，甘草3g。7剂，日1剂，水煎，分两次温服。

二诊：2020年4月30日。药后症减，双下肢浮肿缓解，晨起轻，傍晚重，手肿，腰酸，膝关节僵硬，口稍干，小便偏少，大便尚调。舌淡红，苔厚腻、微黄，脉沉细缓。

处方：地龙20g，杜仲15g，牛膝15g，苍术10g，黄柏10g，薏苡仁15g，川芎10g，苏木10g，王不留行10g，泽兰

10g, 大腹皮 15g, 桂枝 6g, 猪苓 15g, 丹参 10g, 山楂 15g, 甘草 3g。7 剂, 日 1 剂, 水煎, 分两次温服。

按语: 本案患者为老年女性, 双下肢浮肿半年余, 按之凹陷, 下肢冷, 伴膝关节僵硬、右膝酸痛、畏寒、疲乏困倦, 故水肿可诊断。根据三焦辨证, 可知其病位在下焦肝肾, 证属年老体虚, 肝肾不足。肝藏血、主疏泄功能减退, 不能正常行血, 以致血分瘀滞; 肾主水功能减退, 不能正常温运水液, 以致水停于内。因此, 水肿本在三焦肝肾, 标在血分瘀滞。治疗上以五苓散合活络效灵丹加减。方中茯苓、泽泻、大腹皮行气利水消肿,"血不利则为水", 用地龙、赤芍、川芎、丹参、丝瓜络、牡丹皮活血通络以助利水, 山药、杜仲、牛膝、续断补益肝肾、温阳以助利水, 桂枝温通行气, 甘草调和诸药。药后症减, 双下肢浮肿缓解, 苔厚腻、微黄, 故续以上方合用四妙散清热利湿, 稍作加减善后。

耳鸣耳聋

林某, 女, 50 岁。初诊日期: 2020 年 4 月 2 日。

主诉: 耳鸣, 时有耳痛, 左耳聋反复月余。

患者出现耳鸣, 时有耳痛, 左耳聋已月余, 伴左耳堵塞感, 无发热, 纳可, 寐欠安, 小便黄, 大便尚可, 疲乏, 肩酸, 手腕、足踝畏寒, 口不干, 时口苦, 烘热阵发, 急躁易怒。舌淡红、有裂纹, 苔微黄厚, 脉细弦。

辨证: 肝肾阴虚, 肝阳上亢, 瘀阻脑络。

处方: 百合 15g, 女贞子 15g, 灵芝 30g, 黑豆 15g, 白芍 10g, 炒酸枣仁 15g, 柏子仁 15g, 珍珠母 30g (先煎), 石决明

30g（先煎），菟丝子10g（布包），沙苑子10g，枸杞子15g，当归10g，磁石30g（先煎），地龙10g，甘草3g，琥珀10g。14剂，日1剂，水煎，分两次温服。

二诊：2020年5月7日。患者服5剂药后，左耳可听见声音。继以上方加减治疗。

患者服药月余，听力恢复，耳鸣偶作。

按语：中医治病讲究"因人治宜"，本案患者处于女子"七七，任脉虚，太冲脉衰少，天癸竭，地道不通"这一生理变化阶段。首先考虑患者为围绝经期女性，处于雌激素急剧下降的病理状态，容易引起情绪方面的波动，从而产生一系列的临床症状。中医考虑本虚失聪治在肾，肝阴不足引动肝阳上亢则发病，故病位在肝、肾二脏。患者以耳鸣、耳聋为主诉就诊，并有口苦、急躁易怒、阵发烘热等症状，结合舌有裂纹，苔微黄厚，脉细弦，是为肝肾阴虚、肝阳上亢之证。其中肝肾阴虚为本，阴虚不能敛阳而致肝阳上亢为标。处方以滋养肝肾之阴为主，药用百合、女贞子、灵芝、枸杞子、白芍、当归、炒酸枣仁、柏子仁；佐以珍珠母、石决明、磁石镇肝潜阳。方中用沙苑子、菟丝子均入肝、肾二经，为辛温甘平之品，取其温肾养肝之效，即为"善补阴者，必于阴中求阳，则阳得阴助而生化无穷"之意。方中地龙、琥珀疏经活络、通窍活血，有画龙点睛之妙。

中医治病重在整体观念和辨证论治，临证诊断、拟方用药时应考虑全面，阴阳、气血、虚实、寒热面面俱到，缺一不可。临床病情错综复杂，而门诊诊疗时间有限，如何于诸多表现中分清主次，抓住主要矛盾，对症下药，是我们应当认真学习体会并运用的重点。

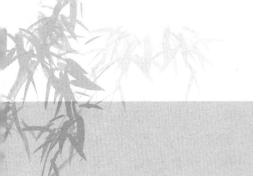

其他病证

生长缓慢

杨某，女，13岁。初诊日期：2020年4月11日。

主诉：身高增长缓慢1年余。

患者于2018年6月月经初潮后，出现身高增长缓慢。2019年3月27日至2020年4月6日，身高增加仅3.5cm，且近半年身高未见增长。现身高155cm，体重44kg，纳可，寐安，便调，运动量可，无疲乏，口不干。月经提前1周，经前头痛，月经量中、色红，无血块，时经行腹痛。舌淡红，苔微黄，脉细弦。

辨证：下焦肝肾不足，中焦脾虚，血分亏虚。

治法：补益肝肾，养血健脾。

处方：沙苑子10g，菟丝子10g（布包），当归10g，白芍10g，生地黄15g，川芎6g，鹿角霜15g（先煎），牛膝15g，黄精15g，女贞子15g，旱莲草15g，党参15g，白术15g，茯苓15g，甘草3g，山楂15g。14剂，日1剂，水煎，分两次温服。

告知患者保证正常的食量和充足的运动量，不熬夜，尽量在22点前休息。

二诊：2020年4月25日。近半个月身高增加0.4cm，余无明显不适，纳寐尚可，二便尚调。舌淡红，苔微黄，脉缓。

处方：鹿角霜15g（先煎），沙苑子10g，菟丝子10g（布包），女贞子10g，珍珠母24g（先煎），黄芪15g，白术10g，当归10g，升麻6g，柴胡6g，陈皮6g，太子参12g，枸杞子10g，甘草3g，熟地黄10g。14剂，日1剂，水煎，分两次温服。

三诊：2020年5月9日。两周内身高增加0.1cm，纳可，寐尚安，便调，时疲乏，口不干。末次月经为5月5日，月经适潮，经量适中，无血块，无痛经。舌淡红暗，苔微黄，脉细而数。

处方：黄芪15g，白术10g，陈皮6g，太子参15g，当归10g，白芍10g，枸杞子10g，鹿角霜15g（先煎），沙苑子10g，菟丝子10g（布包），熟地黄10g，女贞子15g，旱莲草10g，山楂10g，甘草3g。14剂，日1剂，水煎，分两次温服。

四诊：2020年6月6日。现身高156cm，寐时易醒，便调，困倦，口干。末次月经为6月1日，月经量不多、色红，无痛经。舌淡红、边有齿印，苔白，脉细弦。

处方：黄芪15g，白术10g，陈皮6g，升麻6g，柴胡6g，当归10g，太子参15g，茯苓10g，山楂10g，鸡内金10g，山药15g，芡实15g，谷芽15g，麦芽15g，白芍10g，甘草3g。14剂，日1剂，水煎，分两次温服。

按语：本案患者为青春期女性，月经初潮后1年多的时间内，身高增长缓慢，近半年身高未见增长。父母担心孩子身高不足，影响未来的工作和婚姻，遂前来寻求帮助。经详细询问，患者除经前头痛与经行腹痛外，无其他不适，考虑女子以肝为先天，肾主生长发育，脾主运化水谷精微，故治疗上当以治下焦肝肾、中焦脾胃及营分、血分为宜。方用二至丸合八珍汤加沙苑子、菟丝子、鹿角霜、牛膝、黄精养血健脾、补益肝肾，以促进身高增长。方中当归、白芍、生地黄、川芎养血行血，党参、白术、茯苓、甘草健脾，助运化水谷精微，女贞子、旱莲草、沙苑子、菟丝子、牛膝、黄精补益肝肾，且加鹿角霜血肉有情之品补肾填精，山楂消食行血，共助生长。在此基础上随症稍作增减，或加升麻、柴胡、陈皮为补中益气汤，以升清阳，使精微上布，或加枸杞子补益肝肾，或加鸡内金、谷芽、麦芽、山药、芡实健脾消食，增加食欲，促进消化吸收。同时嘱咐患者保持食量和运动量，不熬夜。经2个月的调理，患者身高增加 1cm，家长满意疗效，于门诊继续调理，以期身高继续增长。

三焦辨证、卫气营血辨证皆为温病辨证的常用方法，用以揭示外感邪气的传变过程。但其同样适用于内科杂病，可以很好地帮助临证时辨别病位，提示病程，用以制定治疗方法与疗程。

内伤发热

林某，男，14 岁。初诊日期：2018 年 9 月 14 日。

主诉：反复发热 2 年。

患者反复发热 2 年，体温在 38.8～39.2℃，呈持续性，每至春秋季为甚，晨起体温高，午后降低 0.1～0.5℃，时伴畏寒、汗出，稍疲乏，每于发热前出现腹痛。口稍干不苦，时咽痛，无嗳气，无咳嗽，无关节痛，纳可，寐欠安，易醒，无多梦，大便稍溏，日3～4次，小便稍黄。舌稍红，苔微黄，脉弦缓。曾就诊于北京协和医院，排除血液系统疾病，考虑成人斯蒂尔病（Still病）。彩超检查示双侧甲状腺增生结节；三尖瓣轻度反流，肺动脉压临界；胆囊息肉样病变；双侧颈部、腋窝、腹股沟淋巴结可见。查人白细胞抗原B27（HLA-B27）95.09，降钙素原22ng/L，疱疹病毒1型IgG阳性。既往有高尿酸血症。

辨证：邪伏膜原。

治法：开达膜原，辟秽化浊。

处方：青蒿10g，柴胡15g，法半夏6g，黄芩15g，草果10g，川厚朴10g，槟榔10g，浙贝母10g，葛根15g，淡竹叶15g，紫苏叶10g，黄芪15g，白术10g，防风6g，甘草3g。4剂，日1剂，水煎，分两次温服。

按语： 本案患者长期反复发热，呈节律性，每至春秋季为甚，晨起体温高，午后降低，考虑为温疫秽浊毒邪伏于膜原，故选用达原饮。《重订通俗伤寒论》说："膜者，横膈之膜；原者，空隙之处。外通肌腠，内近胃腑，即三焦之关键，为内外交界之地，实一身之半表半里也。"《温疫论》说："疫者，感天地之疠气……邪从口鼻而入，则其所客，内不在脏腑，外不在经络，舍于伏脊之内，去表不远，附近于胃，乃表里之分界，是为半表半里，即《针经》所谓'横连膜原'者也。"温疫邪入膜原半表半里，邪正相争，故见憎寒壮热。此时邪不在表，忌用发汗；热中有湿，不能单纯清热；湿中有热，又忌片面燥湿。当以开达膜原、辟秽化浊为法。方用槟榔辛散湿邪，化痰破结，使邪速溃，为君药。厚朴芳香化浊，理气祛湿；草果辛香化浊，辟秽止呕，宣透伏邪，共为臣药。以上三药气味辛烈，可直达膜原，逐邪外出。青蒿入少阳、厥阴血分，清虚热，解暑，除蒸；柴胡清少阳热；葛根清阳明热；淡竹叶、紫苏叶清气分热。考虑患者久病，正气亏虚，故加用玉屏风散扶助正气，体现杜建教授祛邪不忘扶正、调和阴阳的思想。

年　谱

- 1941 年 2 月，出生于福建永安的一个医学世家。

- 1959～1965 年，就读于福建中医学院（现福建中医药大学）医疗系（本科六年制）。

- 1965～1970 年，在福建中医学院从事教学与临床工作。

- 1970～1972 年，下放到福建省邵武金坑公社（现改为金坑乡）。

- 1972～1980 年，在邵武县医院从事临床医疗工作。

  （1980～2011 年，在福建中医学院从事教学与临床科研工作，先后任讲师、副教授、教授、主任医师，担任硕士生导师、博士生导师）

- 1980 年 4 月，回到福建中医学院工作，在温病教研室任教。

- 1982 年，任福建中医学院临床部副主任；参加教育部在华东师范大学举办、为期半年的"高等教育管理进修班"，系统学习有关高等教育管理的理论。

- 1983～1986 年，担任福建中医学院副院长。

- 1987～2008 年，担任福建中医学院院长。

- 1989 年，主编《叶天士〈外感温热篇〉浅释》（与林可华、戴春福共同主编，福建科学技术出版社出版）。

- 1991 年，获评"福建省优秀教师"。

- 1992～1994 年，兼任福建省第二人民医院院长。

- 1993 年，获评享受国务院政府特殊津贴专家；与福州屏山制药厂共同研制开发的"强力抗老液"获福建省优秀新产品二等奖。

- 1998 年，主编《台湾中医药纵览》，获福建省科学技术三等奖。
- 2001 年，主编《中西医临床老年病学》，获立夫中医药著作奖。
- 2002 年，获福建省"优秀专家"称号；课题"中医证型客观化系列研究"获福建省科学技术三等奖；担任第三批全国老中医药专家学术经验继承工作指导老师。
- 2005 年，课题"补肾健脾养血活血组方多元研究"获中国中西医结合学会科学技术三等奖；课题"长学制中医学专业人才培养模式的构建与实践总结"获福建省教学成果一等奖。
- 2007 年，获得"卢嘉锡优秀导师奖"。
- 2008～2011 年，担任福建中医药大学中西医结合研究院常务副院长，主持中西医结合研究院的日常工作。
- 2008 年，课题"非小细胞肺癌系列研究——从循证医学到 IGFIR 分子靶向治疗"，获福建省科学技术二等奖；课题"补肾健脾养血活血法防治肾虚血瘀型血管性痴呆的基础与临床研究"获福建省科学技术二等奖；担任第四批全国老中医药专家学术经验继承工作指导老师。
- 2009 年，课题"康欣胶囊改善血管性痴呆智能的基础与临床研究"获福建省科学技术一等奖；课题"康欣胶囊改善血管性痴呆智能的基础与临床研究"获中国中西医结合学会科学技术一等奖。
- 2010 年，主编《中医传统芳香疗法》，获中华中医药学会学术著作三等奖；"一种具有抗衰老作用的抗老中成药"（专利）获福建省专利三等奖。
- 2010～2014 年，被国家中医药管理局列为全国名老中医，并成立杜建全国名老中医药专家传承工作室，顺利通过验收。
- 2011 年，获得专利"治疗消化道肿瘤的扶正清解中药"（专利号

ZL201010130786.0)。

- 2012 年，出版《老年病论治——杜建临证经验集粹》。
- 2013 年，成为中国中医科学院博士后科研流动站第一批全国中医药传承博士后合作导师。
- 2014 年，课题"扶正清解法组方辅助治疗消化道肿瘤的临床与基础系列研究"获福建省科学技术三等奖。
- 2015 年，课题"扶正清解法组方辅助治疗消化道肿瘤的临床与基础系列研究"获中国中西医结合学会科学技术二等奖。
- 2017 年，荣获首批"全国名中医"称号；担任第六批全国老中医药专家学术经验继承工作指导老师。
- 2018 年，荣获"福建名医"称号；作为特邀专家参加由福建省中医药学会药膳分会主办的省级中医药继续教育项目《品茶烹膳 助力健康》。
- 2018~2021 年，成立杜建全国名中医传承工作室，顺利通过验收。
- 2019 年，受邀参加由省科协等举办的"松溪县大型义诊健康扶贫活动"；组织国家级继续教育项目"中西医结合治疗肿瘤的诊疗经验学习班"。
- 2019~2022 年，成立福建杜建老年病学术流派传承工作室，顺利通过验收。
- 2020 年，组织省级继续教育项目"营养与肿瘤防治学习班"；新冠疫情期间，为武汉光谷方舱医院患者进行在线中医会诊。
- 2021 年，获评"福建省高校优秀共产党员"；参加赴老区苏区平和县大型义诊活动；参加第 27 届全国肿瘤防治宣传周并做科普讲座。
- 2022 年，获评第一批福建省直和中直单位"省引进高层次人才 B 类"；受邀参加 2022 金砖国家传统医药高级别会议；组织国家级继续教育项目"中医药防治肿瘤学习班"；参加赴老区苏区平和县大型义诊活动；主持校企合作项目 2 项。

- 2023 年，成立校级杜建全国名中医传承工作室；作为带队队长参加赴老区苏区龙岩大型义诊活动。

- 2024 年，作为带队队长参加赴老区苏区浦城大型义诊活动；作为福建省老科协专家服务团成员赴尤溪县开展调查；参加福建省总工会等主办的义诊活动。